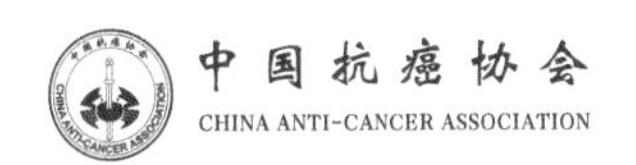

CT检查

中国肿瘤整合诊治技术指南（CACA）

CACA TECHNICAL GUIDELINES FOR HOLISTIC INTEGRATIVE MANAGEMENT OF CANCER

2023

丛书主编：樊代明

主　　编：叶兆祥　赵心明　孙应实

季仲友　黄　勇　高志鹏

天津出版传媒集团

天津科学技术出版社

图书在版编目(CIP)数据

CT检查 / 叶兆祥等主编. -- 天津 : 天津科学技术出版社, 2023.4
("中国肿瘤整合诊治技术指南(CACA)"丛书 / 樊代明主编)
ISBN 978-7-5742-1033-2

Ⅰ. ①C… Ⅱ. ①叶… Ⅲ. ①肿瘤—计算机X线扫描体层摄影—影像诊断 Ⅳ. ①R730.4

中国国家版本馆CIP数据核字(2023)第056119号

CT检查
CT JIANCHA
策划编辑: 方　艳
责任编辑: 胡艳杰
责任印制: 兰　毅
出　　版: 天津出版传媒集团 / 天津科学技术出版社
地　　址: 天津市西康路35号
邮　　编: 300051
电　　话: (022)23332695
网　　址: www.tjkjcbs.com.cn
发　　行: 新华书店经销
印　　刷: 天津中图印刷科技有限公司

开本 787×1092　1/32　印张6.75　字数90 000
2023年4月第1版第1次印刷
定价:80.00元

编委会

目录 Contents

第一章

肿瘤CT诊断概述

一、CT技术发展沿革

1971年10月1日，在英国温布尔登的阿特金森·莫利医院（Atkinson Morley Hospital），人类历史上首位脑肿瘤患者接受了CT扫描。1972年4月在英国放射学研究院年会上亨斯菲尔德（Godfrey Hounsfield）宣读了CT的第一篇论文，宣告了CT机诞生。同年10月，在北美放射学会（RSNA）上，他们向全世界宣布了这个在放射学史上具有划时代意义的发明。1974年，美国George Town医学中心的工程师莱德雷（Robert Ledley）设计出了全身CT扫描机。至此，CT开创了可以用于全身扫描的时代。1979年，亨斯菲尔德和考迈克由于开发CT技术，共获诺贝尔生理学或医学奖。在其后近20年时间里，随着硬件设备的快速发展，越来越多的CT设备推向市场。CT设备也由首代球管与探测器平移加旋转，发展到第4代探测器环形排列、球管360°旋转扫描，使扫描速度与图像质量均得到了提高。虽然当时CT设备在快速发展，但也进入了一个通过已有技术无法再产生重大改进的阶段。

1987年末，滑环技术出现，CT机架旋转部分电力通过滑环进行传输，为螺旋CT的诞生奠定了坚实基础。1989年，随着滑环技术应用，一种不同于断层扫描模式的新的CT扫描模式——螺旋扫描模式（helical scan mode）诞生了。1990年，首篇螺旋CT临床研究成果发表，开启了容积扫描的革命，同时也带来了动态CT增强大范围临床应用。这次质的飞跃，也是CT发展史上一个重要的里程碑。

1998年，即螺旋CT诞生后的第10年，多层螺旋CT问世。多层螺旋CT被认为是CT技术发展的第2次革命。现代螺旋CT在第3代基础上利用滑环技术使球管和探测器可做连续旋转并增加了检查床移动速度。在这个阶段，出现第5代CT——电子束CT。电子束CT具有很高的时间分辨率，在解决心脏成像上曾一度被认为是很好的解决方案，但由于密度分辨率和空间分辨率不及螺旋CT，且螺旋CT转速越来越快，优势更加明显，因此电子束CT逐渐被淘汰。

随着技术不断进步，CT发展进入了一个探测器迅速变宽的时期，平均每18个月，探测器排数就增加一倍。但这种趋势在2007年终止了。因为空间限制，探测器越多，每个探测器就越小，会导致每个探测器扇角越小，所有探测器扇角的重叠区域才是有效成像区域，有效成像区域过小并不具有太大临床应用价值。此时，1977年的一个“多源CT”专利进入视野。多源CT系统由间隔排列多个球管和多个探测器组成，有助于提高时间分辨率，使心脏CT成像不再需要控制心率。双球管和双探测器的设计，使另一CT成像领域——双能量成像成为临床新选择。

未来CT的技术发展可能聚焦在光子计数探测器CT及相位对比CT技术。光子计数探测器可直接将X光衰减转换为电信号，以获得更清晰的图像，光子计数探测器将实现多能量成像。此外，光子计数探测器还将大幅度提高空间分辨率，获得更高清图像。另外，细分市场可能也是CT发展的一个方向，如专门用于乳腺检查的乳腺CT，专门用于宠物检查的小孔径CT等。人工智能与CT整合，在扫描时辐射剂量控制、扫描序列智能化等方面可为CT检查提供更精准、更智能化、更安全的检查方案。

二、CT成像基本原理

CT机主要由3个部分组成：扫描部分、计算机处理部分、显示及存储部分。X射线发射源、探测器、扫描支架组成了扫描部分。CT机计算机处理部分负责处理由扫描部分得到的数字信号，然后进行数据运算，生成CT

图像并在存储部分保存。

CT机对扫描对象某一特定部分某一厚度层面进行扫描处理，穿过该物体的X射线被探测器接收，由光电转换器转换为电信号，通过采集器将模拟电信号采样转化，再用计算机处理得到数字信号。

三、CT成像的特点

（1）CT密度分辨率高，可直接显示X线检查无法显示的器官和病变。

（2）CT检查方便、迅速安全，患者静止状态下即可顺利完成检查，易接受，且随诊方便，尤其对急诊患者能较快做出诊断，对争取时间抢救病人起重要作用。此外，CT还可对急症在短期内重复检查，有利于观察病变演变。

（3）CT克服了传统X线平片影像重叠、相邻器官组织密度差异不大而不能形成对比图像、软组织构成器官不能显影或显影不佳等不足。与核医学及超声图像相比，CT图像清晰，解剖关系明确，病变显示良好，因此，病变检查率和诊断准确率高。

（4）CT可获得各种正常与病变组织的X线吸收系数，以行定量分析，即不仅显示不同密度器官、组织或病变的影像，还能直接得到各自对X线吸收的数值，即吸收系数。

（5）CT可行图像处理，由于图像来自吸收系数转换，可将图像密度或灰度进行调节以适合观察某种组织或病变，而X线平片各部影像密度是不能调节的。

（6）CT可行增强扫描，使图像更为清晰，并对某些病变进行鉴别诊断，能提高病变诊断准确率及显示率。

四、常用CT检查方法

（一）定位像扫描

定位像扫描是CT检查开始时进行的扫描，类似于被检部位X线平片，用于对患者横断扫描范围进行规划和定位。它不同于CT横断扫描方式，X线球管定位在机架0°、90°、180°或270°中任意位置，曝光后检查床连续移动设定距离，便完成定位扫描，可见与扫描层面相对应的定位线。除定位外，定位像可提供其他重要信息，如可反映部分病变大体解剖位置，提供病变与邻近结构立体解剖关系。

（二）CT平扫

CT平扫相对于CT增强而言，是指不使用任何静注碘对比剂，检查时只需进行普通CT扫描。CT平扫首先是初步发现疾病，如发现问题，可能需进一步行CT增强或其他方式的CT检查。

（三）CT增强

CT增强是在CT检查时静注碘对比剂后进行CT检查，常规从肘静脉等外周静脉注入碘对比剂，再根据相应扫描时序或期相进行CT扫描，通过增加对比度使病变和正常组织形成密度差，使病变组织显影更加清晰。部分肿瘤在平扫时发现，但很难界定良恶性，是富血供还是乏血供，此时需用增强手段明确诊断。

（四）CT血管造影

CT血管造影（CT angiography，CTA）是一种非创伤性血管成像技术。血管造影最初是一种介入检查方法，CT检查时碘对比剂在静脉内被快速注入血管内，在预定时间内启动扫描，由于血管内碘对比剂对X线吸收作用，使血管CT值明显高于周围组织，形成血管影像。经过计算机对图像处理，可通过三维方式更好显示血管系统。CTA是将CT增强技术与薄层、大范围、快速扫描技术相整合，通过合理后处理，清晰显示全身各部位血管细节，具无创和操作简便的特点，对血管变异、血管疾病以及显示病变和血管关系有重要医学价值。

（五）CT灌注成像

CT灌注成像（CT perfusion imaging，CTP）指在静注对比剂同时对选定层面连续多次扫描，以获该层面内每一像素的时间——密度曲线（time－density curve，TDC），TDC反映的是对比剂在该器官中浓度的变化，间接反映了组织器官灌注量变化。CT灌注是一种功能性成像方法，是在同层动态CT图像处理技术上发展起来的。根据核医学计算器官血流量原理，20世纪90年代初，Miles等提出了CT灌注成像概念，即在团注对比剂后行同层动态扫描，由层面内每一像素的增强率计算其灌注值，并以灰阶显示形成组织灌注的定量图像，具有较高的时间和空间分辨率。此后相关研究便逐渐开展并用于临床。

常规CT主要反映形态学变化和密度差异，CT灌注成像可在反映形态学变化的同时反映组织生理功能改变。其原理是利用碘对比剂到达靶器官的时间——密度曲线（TDC）来观察靶器官的血流动力学变化。

CT灌注成像有非去卷积法和去卷积法，原理是基于碘对比剂具放射性同位素弥散特点，通过从静脉团注碘对比剂，在同一区域行重复快速CT扫描，建立动脉、组织、静脉的TDC，并通过不同数学模型计算出灌注参数及彩色函数图，从而对组织灌注量及通透性做出评价。因此，CT灌注成像能更有效地量化反映局部组织血流灌注量改变，对明确病灶血液供应具重要意义。

非去卷积法应用Fick原理，即组织器官中对比剂蓄积速度等于动脉流入速度减去静脉流出速度，又分为瞬间法和斜率法。由于非去卷积法假定对比剂注射速率是瞬间的，与实际情况不相符合，要想获得血流量和平均通过时间的定量结果，运算法必须考虑对比剂的实际注射速率。去卷积法是在上述2种非去卷积法概念基础上，由Cenic于1999年提出。去卷积法利用推动剩余函数计算碘对比剂静脉流出，对灌注流入动脉和流出静脉综合考虑，计算血流量（blood flow，BF）、血容量（blood volume，BV）、对比剂平均通过时间（mean transit time，MTT）时不需对潜在脉管系统进行假设，与实际血流动力学相近，计算出的灌注参数和函数图更能反映病变内部实际情况。

（六）CT靶扫描

CT靶扫描是对指定部位进行高分辨率、小FOV、超薄层扫描的一种CT检查，主要用于肺部的CT检查。

普通肺部CT是常规扫描，一般扫描层厚1~2 mm，FOV为40 cm，视野较大，对细节显示不够清楚，特别是对肺部小结节。CT靶扫描采用扫描层厚0.5~1.0 mm、FOV为20~30 cm，重建分辨率1024×1024对病变局部进行扫描，视野更清楚，精度更高，能连续对小结节进行多层重叠显示。

（七）能量CT

能量CT即在两个或更多能量下获取物质衰减信息，不同组织能量依赖性不同，可基于光子吸收差异对不同组织进行鉴别和分类。目前的临床实践，主要通过在2种不同能量水平上实现，多称为双能量CT。由于不同厂商产品特色及能量扫描实现形式不尽相同，有双能量CT、能谱CT、光谱CT等多种命名及术语。

能量CT根据人体组织对不同能量X线吸收不同而形成影像，故能得到比常规CT检查更多信息，包括能谱曲线、单能量影像、物质分析、有效原子序数等。能量CT成像的实现需有采集、能量解析及后处理3部分组成的影像链。

目前能量CT成像包括单源序列扫描双能量CT、单源瞬时管电压切换双能量CT、单源双光束能量CT、双源双能量CT、双层探测器光谱CT、光子计数CT等。

（1）单源序列扫描双能量CT：分别使用高管电压和低管电压对相同层面进行快速连续扫描，获得2套独立的高低能级的图像。由于序列扫描需要球管旋转2圈，2次扫描的间隔时间较长，会造成呼吸和心脏运动的配准失误，以及组织注射对比剂前后两次扫描间对比增强的变化。

（2）单源瞬时管电压切换双能量CT：可在机架旋转期间实现同一X射线球管电压在80 kVp和140 kVp间的快速切换（<0.5 ms），并由同一个探测器接收高低能级2套信息。

（3）单源双光束能量CT：采用分离滤波技术，将120 kVp的射线束预先分离成高、低2种能级的光子束（67.5 keV和85.3 keV）。高、低2种能级的光子被对应位置探测器沿Z轴方向（纵向）分别接收。

（4）双源双能量CT：采用2个相隔几乎垂直角度（90°和95°）的X射线球管和2个相应探测器，在同一个解剖层面同时发射不同管电压的X射线，在相对较小空间配准误差下，分别由对应不同探测器同时采集上述高低能量数据。

（5）双层探测器光谱CT：基本结构和传统CT相似，

只使用X射线球管，但探测器由空间上对等的上、下两层构成，上层采集低能光子信息，同时允许高能光子穿透并在下层被吸收，2种光子能量信息分别通过侧置光电二极管传输出两套数据集用于能量分析。通过高、低能数据相加，在每次扫描中获得常规CT图像数据。

（6）光子计数CT：基于半导体的光子计数探测器（碲化镉、碲化镉锌、硅、砷化镓）直接将X射线转化成电信号，通过设定能量阈值，该阈值能量以上的X射线光子以相同权重计数，从而产生检测器信号。

（八）CT低辐射剂量扫描

CT低辐射剂量与常规CT检查相比患者所受辐射剂量更低，通过优化扫描参数来降低辐射剂量，通过不同重建算法提高图像质量来实现这一目标。当前CT低剂量扫描已广泛用到肺癌筛查等检查中。降低辐射剂量方法有很多，主要有降低X线球管的管电压、减小管电流、缩短扫描时间、加大扫描螺距等方法。对低辐射剂量的CT图像，直接带来的影响就是硬化伪影和图像噪声。虽然目前设备更新及图像重建算法的发展已使患者在检查中接受的辐射剂量大幅降低，但过低剂量图像还是会影响到影像诊断。

第二章

脑肿瘤

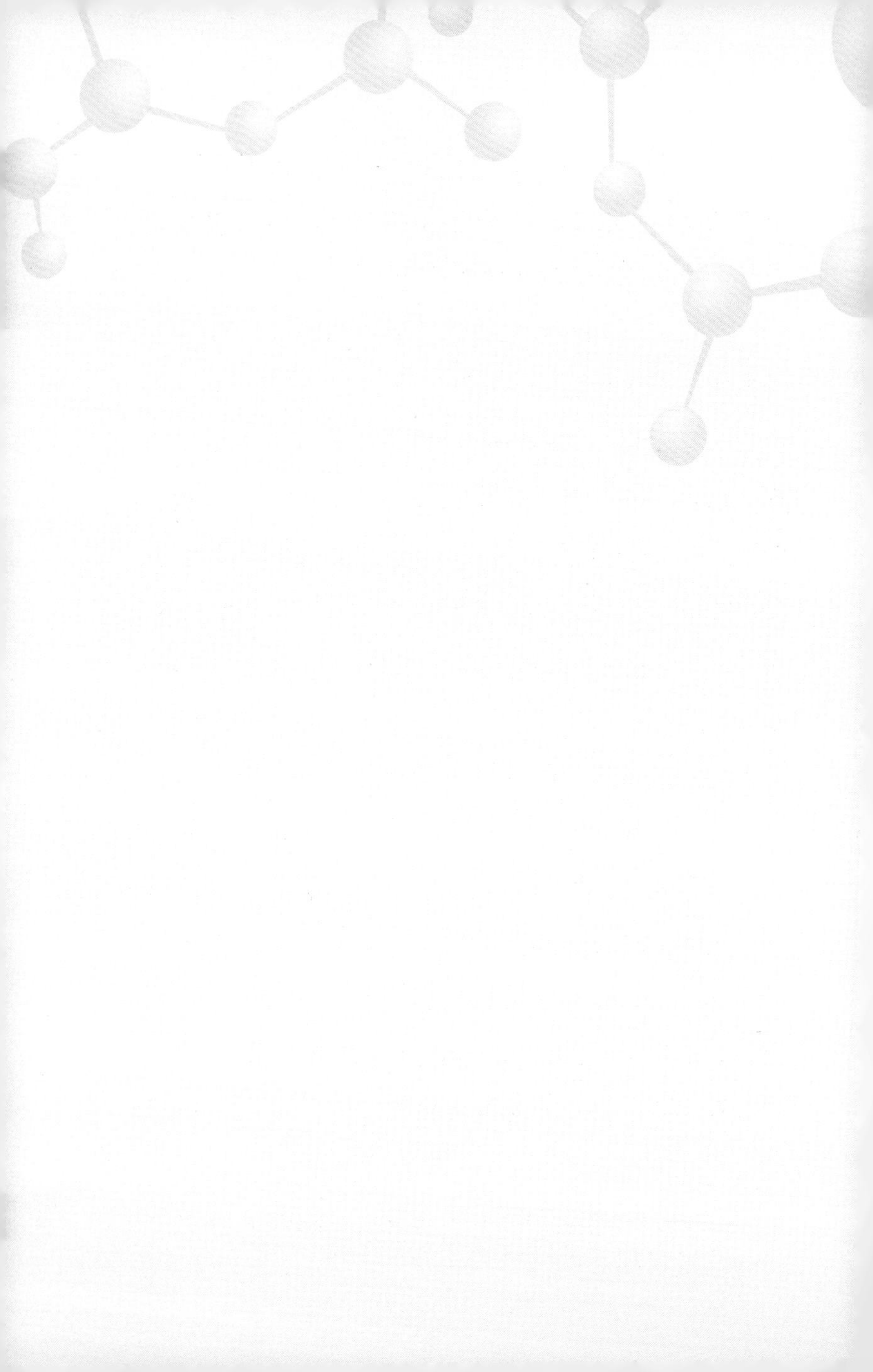

脑肿瘤是中枢神经系统的常见疾病，包括脑原发性肿瘤及转移性肿瘤。影像检查是脑肿瘤主要诊断方法，特别是CT和MRI。但相比而言，MRI对软组织分辨率高，多参数成像在脑肿瘤诊断中价值优势明显，特别对原发性肿瘤。但对有钙化的肿瘤如少突胶质细胞瘤，CT具有一定优势。对转移瘤，CT、MRI增强均可帮助诊断，但CT成像快速，对不配合或坚持度差者具明显优势。随着新技术使用，CT灌注检查及CT能谱检查也为脑肿瘤诊断提供更多成像参数，例如血流灌注成像及成分分析，更有利于肿瘤轮廓和范围显示、分期及肿瘤鉴别诊断。

一、检查方法和操作流程

（一）颅脑CT平扫

1.适应证

颅脑疾病（包括颅内肿瘤、颅脑外伤、脑血管疾病等）的初筛，作为颅脑常规检查，成像快速；适于昏迷、躁动及坚持度较差者；具幽闭恐惧症而无法行MRI检查者；有中枢神经临床症状者。

2.检查前准备

（1）去掉扫描区体表所有金属物（如义齿、项链、耳环等）。

（2）外伤患者如有出血需临床对症处理后再做检查。

（3）嘱患者扫描中体位保持不动且不能做开口运动。儿童或不能配合者需药物镇静。

3.检查方法

（1）选择具一定倾斜角度头架，同时在头托内放置头垫。

（2）标准头部前后位摆放患者头部，在头两侧加固泡沫塞对头部进行固定。

（3）将头的中心位置放在扫描中心位置。不仅可防止患者在检查中头部运动还可避免X射线对眼球直射，尽量抬高头顶可使听眶上线垂直台面，以听眶上线为扫描基线可有效避开眼晶体等敏感器官，可大大降低白内障风险。小儿CT检查，可在不影响影像诊断质量前提下采用低剂量扫描，即降低扫描kVp或mAs。小于10岁患儿，管电压用80~100 kVp，扫描基线用听眉线，以减少X射线的辐射损伤。

4.扫描参数

常使用轴扫，按扫描基线进行逐层采集，射线束准直宽度据探测器宽度设置，准直器宽度通常为2~8 cm，对256层以上宽体探测器CT，可设置成16 cm。扫描底部含小脑，顶部含大脑顶叶。对躁动或昏迷急诊患者，为增加扫描速度，减少因非主动移动带来的伪影，可使用螺旋扫描模式，相比轴扫模式会有一定程度对比度分辨力下降。具体参数见表1。

表1　颅脑CT扫描参数表

项目	内容
检查体位	仰卧，头部放置于头架内
扫描范围	颅底至颅顶
扫描方式	轴扫或者螺旋扫描
管电压（kVp）	100~120
管电流（mA）	自动管电流调制技术（参考剂量水平 $CTDI_{vol}$<49 mGy，儿童适当降低剂量）
扫描方向	由足侧到头
层厚（mm）	5
层距（mm）	5
卷积核	颅脑及骨
窗宽/窗位（HU）	脑组织窗 [85 /35]，骨窗[1200~1400 / 300~400]

（二）颅脑CT增强

颅脑CT增强检查技术是通过静注含碘对比剂的方式，提高血管及组织间衰减值对比度，提高血管及血运丰富组织与其他组织间的对比度进行成像。可配合CTA、CT灌注及CT能谱技术一同使用，增加脑肿瘤参数信息。

1.适应证

满足颅脑CT平扫适应证；CT平扫发现颅内占位病变等异常；无碘对比剂增强检查的禁忌证。

2.对比剂注射方案

对颅内肿瘤、炎症、血管性疾病及脑损伤慢性期病变，采用增强扫描。常规对比剂用量为50~80 mL，推注20~30 mL盐水。高压注射器团注给药，速率为1.5~2.5 mL/s。观察血管病变（如动脉瘤、动静脉畸形等），注射速率可达2.5~3.0 mL/s。小儿可采用手工推注；患者体弱或BMI<18 kg/m^2，对比剂用量酌减，可按1.5 mL/kg行对比剂总量设置；对长期化疗或心功能差患者，可适当降低对比剂注射速度。血脑屏障使碘对比剂到达颅脑血管和脑组织时间相差较大。可根据病变性质设置颅脑增强延迟扫描时间，如转移瘤、脑膜瘤等可延迟扫描时间至5~8分钟。

3.扫描参数

据患者具体情况设置扫描参数。BMI<25 kg/m^2使用

100 kVp，BMI>25 kg/m^{2}使用120 kVp。FOV包全皮肤。常规平扫横断面采用非螺旋逐层扫描。扫描层厚、层距为5~8 mm，范围包括全脑。临床怀疑颅顶病变或肿瘤占位病变需定位，采用较薄层厚扫描。

（三）颅脑CTA

1.适应证

同CT增强检查适应证；脑肿瘤合并脑血管病或用于术前评估及术后评估；用于评价脑肿瘤供血血管；评价脑肿瘤对血管压迫或侵犯情况；脑血管畸形等。

2.对比剂注射方案

颅脑CTA对比剂注射方案见表2。对比剂用量0.3~0.4 gI/kg，总量50~70 mL，跟注生理盐水50ml。脑血管疾病主要分为出血性和缺血性脑血管病两大类，主要病因有动脉瘤、动静脉畸形、动脉狭窄及闭塞、静脉血栓等。由于脑部血管丰富，对比剂从动脉经毛细血管网到静脉时间较短为5~6 s，所以快速扫描及适当延迟时间曝光是保证头部CTA能获纯动脉期且强化充分并无静脉污染，曝光时间最好在3 s内，实时监测对比剂（bolus tracking）的方法。合理确定延迟时间是头部血管成像成败的重要因素。延迟时间过短，则动脉强化不足；延迟时间过长，则静脉污染严重，影响动脉显示。

表2 颅脑CTA对比剂注射方案

项目	内容
对比剂用量(gI/kg)	0.3~0.4
盐水总量(mL)	50
注射方式	对比剂(3.0~5.0 mL/s, 60~80 mL) + 生理盐水(4.0 mL/s, 30 mL)
延迟扫描时间	自动触发扫描方式，阈值设为100 HU，监测层面选择主动脉弓或者舌骨根部层面，ROI定在升主动脉或颈动脉

ROI设置在升主动脉，远离上腔静脉，避免上腔静脉放射状伪影干扰CT值，对比剂注射后延迟10 s开始监测，阈值设置为100 HU。

3.扫描参数

依据患者的具体情况设置扫描参数（见表3）。为获得更好三维后处理效果，重建层厚0.7~1.0 mm，重建间隔0.7 mm。

表3 颅脑CTA成像扫描参数表

项目	内容
检查体位	仰卧，头部置于头架和扫描中心
扫描范围	颅底至颅顶
管电压(kVp)	100 – 120
管电流(mA)	自动管电流调制技术(参考剂量水平 $CTDI_{vol}$ <49 mGy，儿童适当降低剂量)

续表

项目	内容
曝光时间(s)	≤3
扫描方向	由足侧到头
层厚(mm)	0.75~1.0
层距(mm)	0.75~1.0
卷积核	软组织

颅内肿瘤、颅内感染、颅脑先天畸形及发育异常、脑变性病变、脱髓鞘病变一般只需行颅脑平扫及增强检查，需了解病变增强情况、大小、边缘强化程度，脑室、脑沟及邻近组织是否有压迫移位。对需要行开颅手术的肿瘤患者需行CTA检查，了解肿瘤供血动脉及引流静脉等，这在后处理时需尽可能显示供血动脉。

脑血管性病变病理机制复杂，除常规平扫及增强检查，还需另行CTA检查，了解血管形态改变，病变血管位置、大小，与周围血管关系，为手术提供路径及方式。

（四）颅脑CT灌注

脑CT灌注成像根据扫描层面内每一像素时间——密度曲线计算出BF、BV、MTT、对比剂峰值时间（time to peak，TTP）等参数，以此来评价组织器官灌注状态。普通CT、MR、超声等主要反映解剖形态变化，而CT灌注技术反映生理功能改变，因此是一种功能影像。

1.适应证

脑肿瘤术前评估，脑肿瘤术后评估，脑肿瘤放化疗疗效评价，缺血性脑卒中。结合CTA后处理评价方法，也可增加对脑血管结构异常的评价。

2.检查前准备

检查前准备同“CT增强”，使用摇篮床（Jog）扫描方式扫描，CT检查床需往复运动进行扫描，建议使用头托与绑带配合固定头部，可减少灌注各期产生图像移位，减少X射线对晶状体损伤，对临床需多次CTP检查者可大大降低白内障风险。

3.对比剂注射方案

推荐注射方案如表4。推注20 mL生理盐水，检查静脉通道通畅后注射对比剂，同时按下触发扫描键，对比剂推注完成后加推注40 mL生理盐水，冲刷残留静脉通道对比剂，同时推动对比剂循环，扫描将在设定延迟时间5 s后开始。

表4　颅脑CT灌注推荐注射方案

项目	内容
对比剂用量	(350 mgI/mL)50 mL
流速(mL/s)	5
对比剂注射时间(s)	≤8
触发扫描时间(s)	5

4.扫描参数

设置如表5所示，曝光间隔（1.5 s）与曝光扫描时间（0.5 s）之和要为0.5的倍数，便于计算时间。

表5　颅脑CT灌注扫描参数

项目	内容
扫描范围	颅底至顶叶脑实质
扫描模式	电影或者摇篮床模式
曝光间隔	1.5 s
管电压(kVp)	80~100
有效管电流(mAs)	150
旋转时间(s)	0.5
扫描延迟(s)	5
FOV(mm)	200
重建层厚(mm)	1.00~1.25
重建间隔(mm)	1.00~1.25
窗宽/窗位(HU)	[150 / 50]

5.后处理图像

将所有扫描期相图像用灌注后处理软件处理，得到伪彩图，可更清楚显示病变脑组织影像。CT灌注成像可清晰显示血肿周围异常脑血流动力学变化，且较精确检测相关数据，判断为缺血性脑出血还是为其他原因脑出血，可作为临床观察一条重要指标，对治疗方案选择、疗效及预后评估有重要参考意义。

（五）颅脑能量CT

能量CT是一种利用高低能量扫描方案同时获取数据并将基于CT密度值的图像转化为物质特异性或能谱成像的新技术。能量CT大多采用80 kVp和140 kVp采集数据，并通过物质分离重建技术等后处理获得混合能量图像（平均加权图像）、低能量图像（40 keV图像）、高能量图像（140~200 keV图像）、碘基图像、水基图像和虚拟平扫图像等。主要定量参数是在成像区域选取感兴趣区（ROI）由后处理软件自动生成，目前常用参数有碘基物质浓度、水基物质浓度、有效原子序数和能谱曲线斜率。虽然能量CT用于脑肿瘤诊治相对较晚，但最近几年发展较快，在一定程度上提高头颈部肿瘤诊断和临床分期诊断的准确率。

1.适应证

该技术适应证有脑肿瘤术前评估、脑肿瘤术后评估、脑肿瘤放化疗疗效评价、缺血性脑卒中。结合CTA后处理评价法，也可增加对脑血管结构异常评价。从最初诊断和分期到治疗计划，治疗反应的评估和随访。

2.检查前准备

检查前准备及对比剂使用方案同“CT增强”。能量CT也可进行平扫，对脑肿瘤CT检查，常需进行平扫期和静脉期的能谱扫描。

3.扫描方案

扫描参数设置见表6，因使用设备不同，扫描方式相差很大。

4.后处理图像

图像用能谱图像后处理软件进行处理。

表6　颅脑能谱CT扫描参数表

项目	内容
检查体位	仰卧，头部放置于头架内
扫描范围	颅底至颅顶
扫描方式	能谱扫描
管电压（kVp）	视使用设备
管电流（mA）	自动管电流调制技术（参考剂量水平 $CTDI_{vol}$ <49 mGy，儿童适当降低剂量）
扫描方向	由足侧到头
层厚（mm）	5

续表

项目	内容
层距(mm)	5
卷积核	颅脑

二、诊断要点

脑肿瘤CT诊断要点：①定位及定性诊断；②治疗前肿瘤分期评估；③鉴别诊断。

（一）脑肿瘤的定位及定性诊断

脑肿瘤包括原发性脑肿瘤和脑转移瘤。原发脑肿瘤最佳治疗手段是手术彻底切除，然因正常脑组织的不可切除性及恶性肿瘤向颅内广泛浸润生长特点，手术大范围彻底切除极为困难。因此，减少脑组织损伤、保护脑中枢功能、最大限度消除肿瘤是CT诊断检查为临床手术提供支持的主要目标。

脑肿瘤诊断包括确定肿瘤有无、定位、定性、定量诊断。肿瘤有无可通过大小和密度判断，一般直径大于1.0 cm肿瘤，可在CT平扫表现为低密度或高密度。肿瘤定位：根据肿瘤同脑室、脑池及相邻颅骨结构的关系，多可判断肿瘤位置。肿瘤与上述结构无接触或接触面小于肿瘤的最大直径多为脑内肿瘤，脑外肿瘤以广基与内板或大脑镰及天幕相连或有内板骨质改变，肿瘤边界清晰、锐利。

脑室内、外肿瘤的判断：脑室内肿瘤表现为局部脑室扩大，并见残留部分脑室围绕肿瘤而脑室无移位，肿瘤悬垂于脑室腔内，且与脑室壁间夹角为锐角或肿瘤形状与脑室外形一致。脑实质肿瘤表现为脑室局部受压、移位、变形；肿瘤中心位于脑室系统外；较为广泛脑水肿。肿瘤定量可通过CT横断层显示肿瘤前后径和宽径，冠状位或矢状位重建估计肿瘤高径，并需确定肿瘤数目。

脑肿瘤的定性诊断需对脑肿瘤分类进行细致了解。2021年6月，第5版WHO中枢神经系统肿瘤分类（WHO CNS5），是继2016年WHO中枢神经系统肿瘤更新首次将分子数据与组织学整合对中枢神经系统肿瘤进行第二次分类更新。WHO CNS5的变化将肿瘤分为更多生物学和分子定义的病理类型，具更好的疾病自然史特征，并引入新的肿瘤类型和亚型，尤在儿童人群中。最重要的是，这些更新分类将能更好地了解特定CNS肿瘤患者的预后和最佳治疗，它还将有利于更多同质化患者群体参与临床试验，促进对新疗法的评估。

WHO CNS5采取新方法来区分胶质瘤、胶质神经元肿瘤、神经元肿瘤，并分成以下6类：①成人弥漫性胶质瘤（成人原发性脑肿瘤中最常见的神经源性肿瘤，例如，胶质母细胞瘤，IDH野生型）；②儿童弥漫性低级别胶质瘤（预后较好）；③儿童弥漫性高级别胶质瘤（常具有侵袭性）；④局限性星形细胞胶质瘤（与第①、②、③组的“弥漫性”不同，“局限性”指的是肿瘤更坚实的生长模式）；⑤胶质神经源性和神经源性肿瘤（一组不同的肿瘤，以神经元分化为特征）；⑥室管膜瘤（现在根据位置，组织和分子特征进行分类）。脉络丛肿瘤具明显上皮特征，不同于胶质瘤、胶质神经元肿瘤和神经元肿瘤。脑膜瘤在WHO CNS5中认为是单一类型，其15个亚型反映了广泛形态学谱。现在强调定义不典型或间变性（即Ⅱ级和Ⅲ级）脑膜瘤标准应适用于任何潜在亚型。

（二）脑膜瘤

脑膜瘤是发生在颅内的肿瘤，多为良性，少数可能恶变。脑膜瘤可引起局部脑组织受压，造成头痛、恶心呕吐、偏瘫、视力下降等。

2007年，WHO根据脑膜瘤复发倾向和侵袭性分为3

级15种病理亚型。Ⅰ级为良性脑膜瘤（benign meningioma，BM），包括脑膜上皮型、纤维型、血管瘤型、砂粒体型、过渡型、微囊型、淋巴细胞丰富型、分泌型及化生型；Ⅱ级性质介于良恶性间，包括非典型性、透明细胞型及脊索样型；Ⅲ级为恶性脑膜瘤（malignant meningioma，MM），包括间变型、横纹肌样型及乳头样型。

研究显示CT能谱成像在病灶分级研究测量中低能量水平（40~70 keV）对应单能量CT值及能谱衰减曲线斜率对脑膜瘤分级诊断有显著价值；WHO Ⅰ级脑膜瘤能谱衰减曲线斜率均小于WHO Ⅱ级脑膜瘤的曲线斜率，具有统计学意义。在分型诊断中测量病灶在低能量水平（40~60 keV）对应的单能量CT值对WHO Ⅰ级脑膜瘤分型中有鉴别诊断意义。

脑膜瘤的CT表现如下。

（1）平扫多数呈均匀高密度，少数为等密度，偶见低密度。肿瘤内可见低密度坏死区，15%~20%出现钙化，常为斑点状或整个瘤体均匀钙化。肿瘤边界清楚，宽基底与骨板或硬膜相连，与硬膜呈钝角。瘤旁水肿或多或少。

（2）周围脑组织受压，脑白质塌陷。局部骨质弥漫性或局限性增生硬化，亦可见骨质侵蚀破坏。脑膜瘤位于静脉窦旁，可侵犯静脉窦，出现静脉窦栓塞。

（3）增强扫描90%明显均匀强化，少数轻度或环状强化。静脉窦受侵增强扫描可见静脉窦内充盈缺损。

（4）颅底脑膜瘤可呈扁平状，表现为片状匍匐样生长。

（5）浸润性脑膜瘤CT表现与胶质瘤类似，但宽基底与脑膜相连提示脑外病变。

（三）胶质瘤

胶质瘤包括星形细胞瘤、少突胶质细胞瘤、室管膜瘤、多形胶质母细胞瘤等。胶质瘤为最常见脑瘤，占全部脑瘤的40%~45%。

星形细胞瘤对成年人多发生在大脑半球，儿童多见于小脑半球。多浸润性生长，无包膜，与正常组织界限不清。发生囊性变者常见于小脑。

胶质瘤的CT表现如下。

（1）浸润性生长的星形细胞瘤，CT平扫表现为低密度区，边缘多不规整，与周围水肿不易区分，CT值多为20 HU左右，占位效应和病变范围大小有关。肿瘤分化较好，增强扫描一般无强化。

（2）囊性星形细胞瘤，CT平扫为囊性低密度，边界清楚，实性部分或壁结节密度与脑实质类似，瘤旁水肿常见，占位征象较明显。增强扫描实性部分中度强化。

（四）脑转移瘤

脑转移瘤一般多发，少数单发。常见于大脑中动脉分布区，多位于灰白质交界处。可见脑膜或颅骨转移，可形成癌性脑膜炎。

脑转移瘤的CT表现如下。

（1）转移瘤平扫可呈等、低或高密度，多发转移瘤大小不等，多位于皮层或皮层下。

（2）瘤周水肿明显，常累及白质，较少累及灰质，一般在皮层下表现为指状水肿。

（3）增强扫描病变可轻到中度环形或结节状强化。

（4）较大转移瘤易坏死及出血，个别可见钙化。

（5）来源于肺、乳腺、肾及结肠癌转移多为低密度。来源于淋巴瘤及黑色素瘤转移常为等密度。

（6）转移瘤出血常见于肾癌、乳腺癌、黑色素瘤及绒毛膜上皮癌。转移瘤钙化常见于骨、软骨肉瘤。单发巨大转移瘤CT表现与胶质母细胞瘤相似，但转移瘤位置一般表浅。

三、鉴别诊断

脑肿瘤鉴别诊断可通过直接征象和间接征象区分。

直接征象：①病灶密度，因肿瘤种类、细胞分化程度等而不同。脑膜瘤常为略高密度或等密度。胶质瘤多为低密度、混杂密度或囊性肿块。颅咽管瘤因含胆固醇，常呈低密度。②肿瘤病灶深浅位置可反映组织起源，有助于判断肿瘤性质。脑膜瘤位置表浅；胶质瘤常位于深处；转移瘤多位于皮质和皮质下区。③病灶大小、数目、形状及边缘可反映肿瘤生长方式。转移瘤常为较小、多发、类圆形；脑膜瘤，常为较大、单发、类圆形；垂体瘤一般大小不定、单发、多不规则；脑膜瘤、垂体瘤、听神经瘤常位于脑外，有完整包膜；而恶性胶质瘤常位于脑内，呈浸润性生长，故边界不清。④肿瘤坏死、囊变，生长迅速的肿瘤如胶质瘤和转移瘤，中心常因缺血而坏死、囊变。出血，肿瘤内血管形成不良，可因肿瘤牵拉、挤压而破裂出血，发生率为3%~4%，出血见于转移瘤、胶质瘤及垂体瘤。⑤肿瘤钙化常见于颅咽管瘤、少突胶质细胞瘤、脑膜瘤、脉络丛乳头状瘤及松果体区肿瘤。

脑肿瘤间接征象：①周围水肿多发生在髓质，很少累及皮质。见于低密度区，围绕病灶周围，范围不同，CT值为15~25 HU。水肿程度并不取决于肿瘤大小，小转移瘤可发生严重水肿，大脑膜瘤水肿也可有轻度或无脑水肿。②肿瘤及继发脑水肿具占位作用。表现为相邻脑室或脑池、脑沟的狭窄、变形和移位，重者可表现为中线结构明显移位。③骨质改变：临近颅骨肿瘤，特别是脑外肿瘤可产生骨质改变。脑膜瘤可发生骨增生和骨破坏；垂体瘤发生蝶鞍扩大、破坏；听神经瘤则出现内耳道扩大等。④肿瘤破坏、侵蚀或膨入相邻结构，出现软组织肿块。垂体瘤压迫鞍底，膨入蝶窦内则于窦内出现与瘤体相连的软组织影；脑膜瘤会破坏颅壁、侵入头皮，可出现向颅外膨出的软组织肿块；脊索瘤可于鼻腔内见肿块影。

能谱CT为CT诊断提供更多参数，特别是用“三明治”探测器无须单独选择能谱扫描，常规扫描都可以获得能谱图像。有研究示定量能谱CT成像在鉴别鞍区脑膜瘤和垂体腺瘤中具广阔诊断潜力。鞍区脑膜瘤碘图的碘含量和平均CT值与垂体腺瘤患者差异显著，且静脉期碘图和平均CT值的整合在所有阶段中具最高敏感性（90.9%）和特异性（100%）。

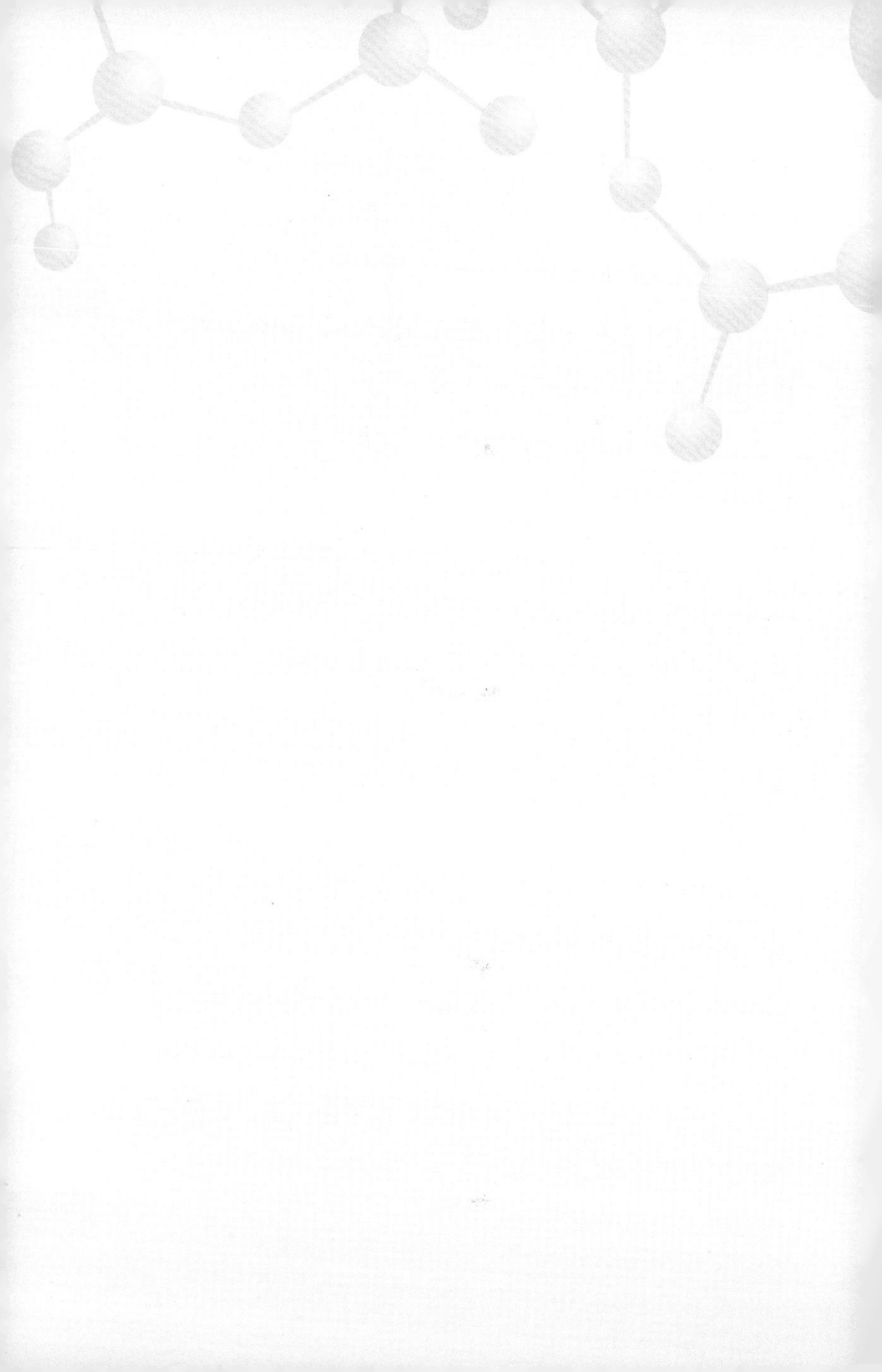

第三章

肺肿瘤

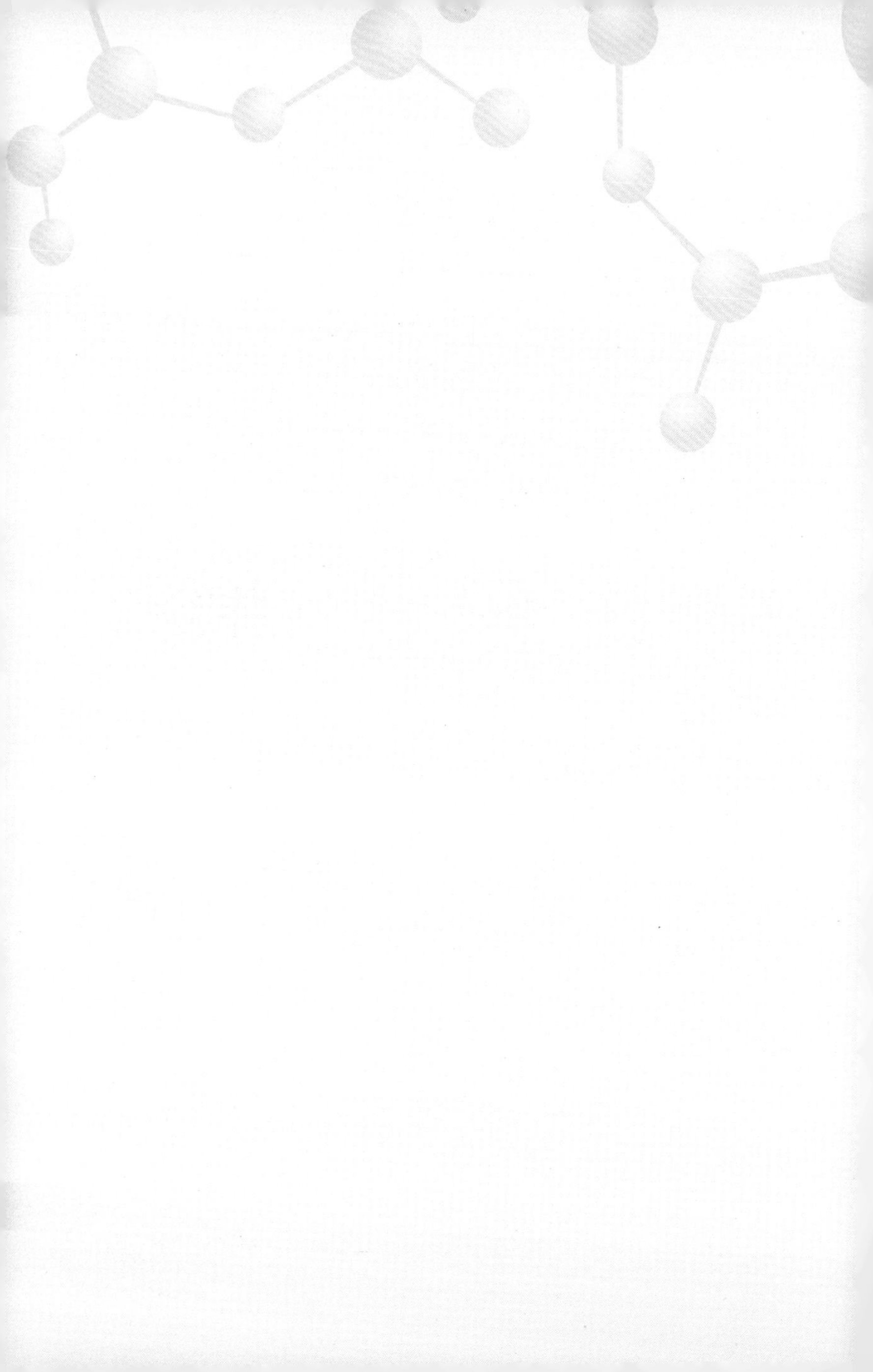

肺癌是我国发病率、死亡率均居首位的恶性肿瘤，原发于支气管上皮、腺上皮或肺泡上皮，为肺内最常见恶性肿瘤。组织学分为鳞状细胞癌（以下简称“鳞癌”）、腺癌、腺鳞癌、小细胞癌、大细胞癌等。根据发生部位，分为中央型、周围型和弥漫型。中央型指发生于肺段或肺段以上支气管的肺癌，主要为鳞癌、小细胞癌、大细胞癌、类癌等。周围型指发生于肺段以下支气管的肺癌，主要为腺癌，也见于鳞癌、小细胞癌、类癌等。弥漫型指在肺内弥漫性分布的肺癌，以黏液腺癌多见。胸部CT检查是肺癌诊断、分期及疗效评估的重要手段，推荐采用肺靶扫描和增强扫描。

一、适应证

（1）纵隔：肿瘤、淋巴结肿大、血管病变等。

（2）肺：肿瘤、急慢性炎症、间质性和弥漫性病变、职业病诊断和鉴别诊断。

（3）胸膜和胸壁：胸膜和胸壁病变、气胸、胸腔积液、外伤等。

（4）心包和心脏：心脏肿瘤、心包积液、心包肥厚等。

（5）大血管病变：包括主动脉瘤、夹层动脉瘤、肺动脉栓塞、血管畸形等。

（6）气管与支气管病变：支气管肿瘤及异物、先天性发育异常等。

（7）胸部手术后疗效评价。

二、检查方法和操作流程

（一）肺部CT平扫

CT平扫是最常见的胸部疾病检查方法，同时对食道和贲门肿瘤检出有一定作用，如排除食道良恶性肿瘤，食道异物等。扫描时间应尽量短，以减少呼吸及心血管搏动影响。

1.检查前准备

除去扫描部位所有可去除的金属物品及可能影响X线穿透力的物品。根据CT扫描时间对患者进行屏气训练，屏气幅度为最大吸气幅度的70%。

2.检查方法

（1）患者仰卧位置于CT检查床正中，使侧面纵轴线中心与CT激光侧位中线重合。定位像扫描范围自锁骨上5 cm至足侧30~35 cm。

（2）辐射防护：使用铅三角巾在盆腔防护性腺，铅围脖距扫描范围外防护甲状腺。

3. 扫描参数

肺部CT平扫的扫描参数见表7。

表7 肺部CT平扫扫描参数

项目	内容
扫描体位	仰卧位(困难者可俯卧位或侧卧位)
扫描范围	肺尖至肺底包括全肺
扫描方式	螺旋扫描
管电压(kVp)	100~120
管电流(mA)	自动管电流调制技术(参考剂量水平 CTDI_{vol}<15 mGy,儿童适当降低剂量)
螺距	≈1.0,屏气困难者可增大螺距
旋转时间(s)	0.5~0.6
FOV(mm)	350~400
扫描层厚(mm)	1~2
扫描间距(mm)	1~2
卷积核	纵隔及肺,层厚5 mm
窗宽/窗位(HU)	纵隔窗[300~400 / 30~40] 肺窗[1200~1500 / −600~ −800]

(二)肺部CT增强

肺部CT增强可更好显示肺内病变、心脏和周围大血管病变,有利于对病变定性分析、提高肿瘤分期准确性以及判定肿瘤手术切除的可能性。在其他肺部CT检查如CTA、CT灌注及能量CT中也会使用增强技术,以获更多肿瘤参数信息。

1.检查前准备

检查前2~4小时禁食或少餐，可饮用少量纯净水。其他准备同肺部平扫。

2.检查方法

（1）对比剂注射：静注非离子型碘对比剂，0.35 gI/kg，流率2.5~3.0 mL/s。

（2）增强方法：肺部常用增强扫描为静脉期扫描。临床需观察肿瘤与血管关系可行动脉期扫描。动脉期采用对比剂跟踪法，监控位置为降主动脉支气管分叉层面，阈值设定为100。静脉期扫描在注射对比剂后50~60 s扫描。检查时需防护性腺及甲状腺。

3.扫描参数

肺部CT增强扫描参数如表8，其余同“肺部CT平扫”扫描参数。

表8　肺部CT增强扫描参数

项目	内容
对比剂用量(gI/kg)	0.35
注射流率(mL/s)	2.5~3.0
扫描期相	动脉期:监控降主动脉支气管分叉,阈值100 静脉期:注射对比剂后50~60 s
卷积核	纵隔,层厚5 mm

续表

项目	内容
窗宽/窗位(HU)	纵隔窗[300~400 / 30~40]

(三)肺部CT靶扫描

肺小结节、肺弥漫性、间质性病变、支气管扩张及微小病灶，可用靶扫描模式提高图像分辨率。

1.检查前准备

检查前准备同“肺部CT平扫”。

2.检查方法

采用小FOV、1024×1024高分辨率薄层图像重建，扫描靶点置病灶中心，范围局限病灶，余同“肺部CT平扫”。CT增强靶扫描对比剂使用方案同CT增强。

3.扫描参数

肺部CT靶扫描的扫描参数见表9。

表9　肺部CT靶扫描参数

项目	内容
扫描体位	仰卧位(困难者可俯卧位或侧卧位)
扫描范围	病灶局部
扫描方式	螺旋扫描
管电压(kVp)	100~120
管电流(mA)	自动管电流调制技术(参考剂量水平 $CTDI_{vol}$ <15 mGy,儿童适当降低剂量)

续表

项目	内容
螺距	0.7~1.0
旋转时间(s)	0.5~0.6
FOV(mm)	240~300
扫描层厚(mm)	0.5~1.0
扫描间距(mm)	0.5~1.0
卷积核	纵隔及肺,层厚5 mm
窗宽/窗位(HU)	纵隔窗[300~400 / 30~40] 肺窗[1200~1500 / −600~−800]

(四)肺部CT低剂量扫描

由于CT检查对肺小结节检出及细节显示有优势,使CT成为早期发现肺癌的主要方法。但常规CT辐射剂量较高(6~9 mSv),不适于群体性连续筛查。低辐射剂量螺旋CT在保证图像质量前提下,使辐射剂量大幅降低(<1.5 mSv),因此是目前最有效的早期肺癌筛查方法。CT影像质量和显示小病灶的敏感性取决于辐射剂量。在低剂量CT扫描中,降低辐射剂量因素包括降低X线管球管电压、减小管电流、缩短曝光时间和增加螺距等。降低管电压可减少光子能量,但X线穿透力将减少,影响CT值测量准确性,使软组织及脂肪等较低密度组织CT值减低。其他方法有可能增加图像噪声,使

图像质量下降。为弥补图像质量下降，常用迭代重建算法来降低噪声。迭代重建算法使用时迭代次数要适中，以免图像出现失真。有效辐射剂量ED应控制在0.61~1.5 mSv。

1.检查前准备

检查前准备同“肺部CT平扫”。

2.检查方法

检查方法同“肺部CT平扫”。

3.扫描参数

常用低剂量CT方式主要有，降低X线球管管电压、减小管电流、减少扫描时间及加大螺距等。对体型较小患者可用降低管电压方法，亦可采用较小固定mAs方法降低辐射剂量。辐射剂量控制在0.61~1.5 mSv。图像重建方式FBP，适度迭代算法可减少硬化伪影和图像噪声。扫描参数见表10。

表10　肺部CT低剂量扫描参数

项目	内容
扫描体位	仰卧位
扫描范围	肺尖至肺底包括全肺
扫描方式	螺旋扫描
管电压(kVp)	100~120

续表

项目	内容
有效管电流(mAs)	30~50
螺距	≈1.0,屏气困难者可增大螺距
旋转时间(s)	0.5~0.6
FOV(mm)	350~400
扫描层厚(mm)	1~2
扫描间距(mm)	1~2
卷积核	纵隔及肺,层厚5mm
窗宽/窗位(HU)	纵隔窗[300~400 / 30~40] 肺窗[1200~1500 / −600~−800]

4.肺癌筛查

低剂量CT扫描共有3种结节类型：实性结节、部分实性结节和纯磨玻璃结节。依据不同直径和类型有相应的处理建议，按照指南进行，是目前最稳妥和可靠的方案。①结节大小是最重要的参考因素，6 mm以下的单发性肺结节风险很低，无须处理。②纯磨玻璃结节的风险是最低的，即使结节直径在6 mm以上，也可以仅定期复查，先不做处理。③PET/CT通常推荐用于8 mm以上的肺结节，由于部分容积效应，PET/CT不能显示微小结节的真实代谢情况，从而影响其诊断效能。④6 mm以下的肺结节可不用随访复查，无须过于担心病情，建议采取合理的方式保守治疗，比如戒烟、减少二手烟吸入、减少厨房油烟吸入、每日运动锻炼和健康饮食。如需复查，建议行低剂量CT检查。⑤通常实性结节随访2年无变化，判断良性。纯磨玻璃结节和部分实性结节，多需随访5年以上或更长时间，如果无变化，判断良性。⑥特殊情况下，必要时需及早处理，比如5 mm的肺结节具有典型的影像学恶性征象的患者。

（五）肺部能量CT

传统CT主要依据形态学（如病灶毛刺征、分叶征、胸膜凹陷征、支气管截断征及血管集束征等）及增强后肿物强化程度进行鉴别。能谱CT相较于传统CT，可行多参数成像，利用各种分析平台对病变进行分析，可在功能学上对病变进行定量定性诊断。对肺部良恶性病灶，中心病灶含有成分不同，因此通过物质分离技术，对病灶组织钙（水）浓度、脂（水）浓度等成分进行分析，能对肺部良恶性病灶进行鉴别。临床常见肺癌病理类型有腺癌、鳞癌、小细胞肺癌等，早期明确肺癌类型，对制订针对性治疗方案、提供临床疗效尤其重要，传统CT仅靠形态学很难进行定量分析。不同肺癌病理类型发生、发展过程中，有明显差异，每种物质都有代表其组织成分的特征性能谱曲线，通过能谱CT检查的能谱曲线技术，以不同keV水平下的CT值连线呈现。对肺门和纵隔增大淋巴结鉴别是否为反应性增生或癌性转移，能谱CT不但可测量淋巴结大小，还可在低keV能谱图上定量测定碘浓度值进行鉴别，从而精准判断肺癌的TNM分期。对肺动脉栓塞，单能量成像有助发现肺动脉细小分支内的栓子，提高肺亚段栓塞诊断率及评估栓塞去血流灌注状态。

1.检查前准备

检查前准备同“肺部CT增强”。

2.检查方法

肺部能量CT常需进行肺部平扫和静脉期的能谱扫描，也可单独进行平扫。

3.扫描参数

因使用设备不同，扫描方式相差很大，扫描参数见表11。

表11　肺部能量CT扫描参数

项目	内容
扫描体位	仰卧位(困难者可俯卧位或侧卧位)
扫描范围	肺尖至肺底包括全肺

续表

项目	内容
扫描方式	能谱扫描
管电压(kVp)	视使用设备
管电流(mA)	自动管电流调制技术(参考剂量水平 $CTDI_{vol}$ <15 mGy,儿童适当降低剂量)
螺距	≈1.0,屏气困难者可增大螺距
旋转时间(s)	0.5~0.6
FOV(mm)	350~400
扫描层厚(mm)	1~2
扫描间距(mm)	1~2
卷积核	纵隔及肺,层厚5 mm
窗宽/窗位(HU)	纵隔窗[300~400 / 30~40] 肺窗[1200~1500 / −600~ −800]

（六）肺CTA

胸部CTA主要有心血管系统、肺动脉、肺静脉、支气管动脉和胸廓内动脉等。

1.检查前准备

检查前准备同“肺部CT增强”。

2.检查方法

（1）对比剂注射：静注非离子型碘对比剂0.35~0.4 gI/kg，流率4.5~5.0 mL/s，跟注0.9%生理盐水30 mL。

（2）增强方法：对粗大动脉可用阈值智能跟踪技

术，阈值设为150。对小动脉可用经验法或试注射法（小剂量团注试验法）。经验法是目测靶血管密度变化行人工启动扫描。试注射法是使用相同注射参数以小剂量（10~20 mL）对比剂注射，测量靶血管时间密度曲线，得到最佳动脉期峰值时间，以此设定增强扫描延迟时间。

能量CT扫描方式也可进行CTA检查，低能量的单能量图像可更好显示血管，提升血管密度。

3.扫描参数

根据患者体型可选择管电压80~100 kVp，既可降低辐射剂量，又可提高靶血管密度值。扫描参数见表12。

表12 肺CTA扫描参数

项目	内容
扫描体位	仰卧位（困难者可俯卧位或侧卧位）
扫描范围	根据检查需要
扫描方式	螺旋扫描
管电压（kVp）	80~120
管电流（mA）	自动管电流调制技术（参考剂量水平 $CTDI_{vol}$ <15 mGy，儿童适当降低剂量）
螺距	0.7~1.0
旋转时间（s）	0.4~0.5
FOV（mm）	350~400

续表

项目	内容
扫描层厚(mm)	1~2
扫描间距(mm)	1~2
卷积核	纵隔,层厚5 mm
窗宽/窗位(HU)	纵隔窗[300~400 / 30~40]

(七) 肺CT灌注

CTP基于对比剂团注后连续动态扫描。该技术可获反映肿瘤血管生成的灌注指标，如BF、BV、MTT、强化峰值（peak enhancement，PE）、TTP及渗透表面积乘积（permeability surface area product，PS）等参数。

容积灌注CT（volume perfusion computed tomography，VPCT）是一个较新的灌注检查技术，与传统CTP比较，具有更大扫描覆盖范围，应用迭代重建技术提高图像质量，可获同样灌注指标。

1.检查前准备

扫描前屏气训练，若不能屏气40 s，嘱采用平静呼吸方式，呼吸幅度小，动作轻，以减少运动伪影。其他准备同“CT增强”检查前准备。

2.检查方法

（1）对比剂注射：静注非离子型碘对比剂，使用量

（350 mgI/mL）50 mL，流率5.0 mL/s，相同流率跟注0.9%生理盐水30 mL。

（2）检查方法：常规先行平扫CT定位。若采用CTP固定扫描方式，选定肿瘤病灶最大层面为扫描中心层面，固定此层面连续扫描。VPCT方式采用穿梭式摇篮床扫描方案，可做全脏器灌注。对比剂注射6~8 s后启动扫描。连续采集数据40~50 s，扫描期数20~25。所有扫描数据导入后处理工作站行灌注指标分析。

3.扫描参数

灌注扫描辐射剂量大，可用80 kVp扫描，周期2.0 s，连续扫描40~60 s。扫描参数见表13。

表13　肺部CT灌注扫描参数

项目	内容
扫描体位	仰卧位
扫描范围	单探测器宽度或全肺
扫描方式	螺旋扫描+摇篮床
管电压(kVp)	80~100
有效管电流(mAs)	120~150
螺距	1.0~1.5
旋转时间(s)	0.4~0.5
FOV(mm)	350~400
扫描期数(pass)	20~25

续表

项目	内容
扫描层厚(mm)	1~2
扫描间距(mm)	1~2
卷积核	纵隔,层厚5 mm
窗宽/窗位(HU)	纵隔窗[300~400 / 30~40]

三、注意事项

(1)体位正中，检查符合按照诊断要求，图像上无由于设备故障造成的伪影。

(2)图像采集和重建参数符合影像诊断需求，预置窗宽和窗位符合要求，增强检查期相符合临床诊断要求。

(3)图像显示应包括全部肺组织、纵隔结构及胸壁结构，图像噪声应控制在可接受范围。

(4)CTA扫描主动脉CT值应大于或等于320 HU。

(5)增强检查及碘对比剂使用要遵照说明书及相关要求执行。

(6)上腔静脉综合征患者增强检查应视病情考虑从下肢静脉注射碘对比剂。

(7)辐射剂量应符合GBZ 130—2020规定的 $CTDI_{vol}$ <15 mGy。

四、危急值

出现以下危急征象，要启动危急值管理方案：急性肺栓塞，冠心病急性发作，主动脉夹层或胸腹主动脉瘤，严重外伤，大量气胸，对比剂中度以上不良事件。

五、诊断要点

（一）肺癌的CT诊断

1.中央型肺癌

（1）直接征象：表现为支气管壁不规则增厚、支气管腔内外结节或肺门区肿块，可同时合并支气管管腔狭窄或截断。病变呈软组织密度影，较大者可合并坏死，钙化少见，边缘不规则，部分可侵犯肺门区血管或邻近纵隔结构。增强扫描病变呈中等或显著强化。CT支气管多平面重组及容积再现图像可从多个角度观察病变，准确判断肿瘤侵犯范围及支气管狭窄程度、范围、狭窄远端情况。

（2）间接征象：主要为阻塞性肺气肿、阻塞性肺炎及阻塞性肺不张等。阻塞性肺气肿常在早期出现，表现为受累支气管远端肺野过度透亮区。阻塞性肺炎发生率较高，表现为远端肺叶、肺段实变或沿支气管走行分布的斑片状影。阻塞性肺不张表现为病变远端肺组织体积缩小，呈实性软组织密度影，可见叶间胸膜及纵隔向不张肺组织侧移位。增强扫描有助于区分肺门肿块与周围肺不张，肺门肿块强化程度常低于周围肺不张，部分不张肺组织内可见无强化的柱状支气管黏液栓。

2.周围型肺癌

根据病灶密度，周围型肺癌可分为纯磨玻璃密度、混合性磨玻璃密度及实性密度。磨玻璃密度病变主要见于早期肺腺癌及前驱病变，实性病变可见于各种组织类型肺癌。

磨玻璃密度病变形态规则或不规则，可多发，边界清晰，其内常见增粗血管影、空泡征及细支气管像，邻近胸膜者常伴胸膜凹陷征。判断磨玻璃病变有无浸润性对临床处理策略至关重要，病灶大小、密度、伴发征象及病变内的实性成分与肿瘤侵袭性密切相关。纯磨玻璃密度病变，如最大径小于或等于1.0 cm、CT值小于或等于−600 HU多为浸润前病变，形态不规则、空泡征、支气管扩张、分叶征、毛刺征或胸膜凹陷征等多提示为浸润性病变。混合性磨玻璃病变多提示浸润性病变，其内实性成分越多，肿瘤侵袭性生长可能性就越大，预后也就越差。

实性周围型肺癌主要表现为肺内孤立性结节或肿块（直径小于或等于3 cm者称为结节，大于3 cm者称为肿块），大小不一，形态多不规则，密度均匀或不均，钙化少见，边缘毛糙，常伴空泡征、分叶征、毛刺征、支气管截断征、血管集束征及胸膜凹陷征等。周围型肺癌也可表现为不规则空洞，鳞癌最为常见。一般为厚壁空洞，洞壁厚薄不均，内壁凹凸不平或不规则，可见壁结节，合并感染时可伴气液平面。少部分肺癌表现为囊腔型，约占肺癌的3.7%，可见于多种组织学类型肺癌，以腺癌为主。囊腔形态不规则、囊壁厚薄不均、腔内分隔、血管穿行、合并壁结节及磨玻璃成分等有助于囊腔型肺癌的诊断。少数肺癌也可形态规则、边缘光整，与肺内良性肿瘤不易鉴别。增强扫描实性肺癌呈不同程度强化，大多肺癌CT值增加15 HU以上。肺癌常伴不同程度坏死，增强表现为肿瘤不均匀强化，内部可见形态不规则的低密度区。

3.弥漫型肺癌

弥漫型肺癌表现为两肺多发或弥漫斑片状或大片状影，可按肺叶及肺段分布，呈磨玻璃密度影或实变影。肺实变影内常见空气支气管征，含气的支气管形态不规则、走形僵硬及细小分支消失截断。部分肺实变影内可见膨胀空泡或蜂窝，内可见纤细分隔，该征象对本病诊断具有重要意义。增强扫描如病灶内含较多黏液成分常表现无强化或轻度强化。在实变肺组织内可见血管强化影，称为血管造影征。

（二）肺癌的TNM分期和CT评估

采用美国癌症联合会和国际抗癌联盟（AJCC/UICC）2017年发布的第8版癌症分期指南，肺癌TNM分期详见表14，表15，表16。该分期系统适于非小细胞肺癌、小细胞肺癌和支气管肺类癌，但不适于肺肉瘤和肺部其他罕见肿瘤。

（1）T分期：肿瘤最大径和是否侵犯主支气管、脏层胸膜、胸壁、纵隔、膈肌等结构是T分期重要依据。肿瘤最大径应在肺窗条件下进行测量，并比较轴位、冠状位及矢状位等各方位最大径，最终得出肿瘤最大径。伴胸膜凹陷征的肺癌诊断脏层胸膜受侵时，需结合胸膜凹陷征形态和原发肿瘤距离脏层胸膜距离。胸膜凹陷征呈三角形和喇叭形、原发瘤与胸膜距离小于或等于5 mm，提示脏层胸膜受侵可能大。胸膜凹陷征呈索条形、原发瘤与胸膜距离大于5 mm，胸膜受侵可能小。

肿瘤跨越叶间胸膜提示脏层胸膜受侵。胸壁受侵时胸膜外脂肪间隙消失，肿瘤侵犯胸壁并局部肋骨骨质破坏。膈神经受侵表现为同侧膈肌升高、麻痹。喉返神经受侵表现为声音嘶哑、声带麻痹。心包受累表现为心包增厚、强化，可合并心包积液。膈肌受侵表现为原发瘤与膈肌相贴，重者可突向膈下生长，三维重建图像有助膈肌受侵诊断。

（2）N分期：区域淋巴结转移是肺癌重要伴发征象，常见淋巴结转移规律为原发瘤转移至肺内、肺门、纵隔及锁骨上区淋巴结，也有部分可出现“跳跃式转移”。第八版肺癌TNM分期系统采用2009年国际肺癌研究协会（IASLC）提出的肺癌区域淋巴结图谱，范围从肺内、肺门、纵隔到锁骨上及下颈部，总共包含14站淋巴结，详见表17。淋巴结转移判断主要依据大小、形态、密度及强化方式等。良性淋巴结短径多小于1 cm，形态扁平，中心可见脂肪密度，边缘平直或内收，可伴钙化或呈稍高密度（CT值大于50 HU），增强扫描强化方式常与原发肿瘤不同。转移淋巴结短径多大于或等于1 cm，圆形或类圆形，呈稍低密度（CT值小于50 HU），密度均匀或不均，边缘膨隆，增强扫描与原发肿瘤相仿，呈中等或显著强化，部分呈环形或不均匀强化，内部可见坏死。

（3）M分期：肺癌可转移至全身任何器官，常见部位有胸膜、脑、肾上腺、骨骼、肺、肝脏等。肺腺癌易发生胸膜转移，早期可仅表现胸腔积液或叶间胸膜多发粟粒样微小结节，极易漏诊，高分辨率CT有助于显示胸膜结节，后期可表现为胸膜结节样或线样增厚、强化，多合并不同程度胸腔积液。出现脑转移时，常多发，位于皮质下区，大小不一，呈结节样或环形强化，瘤周常合并明显水肿。肾上腺转移表现为肾上腺区软组织结节或肿块，单侧或双侧受累，形态不规则，边缘清晰或模糊，增强扫描多不均匀强化。

多灶病变的肺癌分期如下。①第二原发肿瘤：两个及以上同时或异时原发性肿瘤应分别进行分期，即每一个原发肿瘤均应有一个独立的肿瘤分期。②肺内不同部位病灶具相同病理学类型（肺内转移）：肿瘤结节与原发瘤位于同一肺叶为T3，肿瘤结节位于同侧肺不同肺叶为T4，肿瘤结节位于对侧肺为M1a。③多灶性肺腺癌：T分期应选最高T分期，其中肿瘤大小由病变内实性成分最大径决定，N和M分期适于所有部位病灶。④弥漫型肺癌：肿瘤累及一个区域，肿瘤T分期由肿瘤大小决定；同时累及多个区域，病变局限于一个肺叶为T3，病变累及同侧肺不同肺叶为T4，累及对侧肺为M1a。

表14 肺癌T分期

T分类	T标准
TX	原发肿瘤无法评估，或通过痰细胞学或支气管灌洗发现癌细胞，但影像学和支气管镜检查无法发现
T0	无原发肿瘤的证据
Tis	原位癌： 原位鳞状细胞癌(SCIS)； 原位腺癌(AIS)，纯的鳞屑样生长模式的腺癌，最大径≤3 cm
T1	肿瘤最大径≤3 cm，被肺或脏层胸膜包绕，支气管镜检查未侵及叶以上支气管(即不在主支气管内)
T1mi	微浸润腺癌：腺癌(最大径≤3 cm)，以鳞屑样生长为主及浸润成分最大径≤5 mm
T1a	肿瘤最大径≤1 cm。不常见的表浅扩散型肿瘤：无论其体积大小，侵犯限于支气管壁、虽可能侵犯主支气管，仍为T1a
T1b	1 cm < 最大径≤2 cm
T1c	2 cm < 最大径≤3 cm

续表

T分类	T标准
T2	3 cm < 最大径≤5 cm或有任何以下特征： 累及主支气管，但未累及隆突； 侵及脏层胸膜（PL1或PL2）； 扩展到肺门的肺不张或阻塞性肺炎，累及部分肺或全肺。 具有这些特征的T2肿瘤若≤4 cm或大小无法确定，分类为T2a；若4 cm < 最大径≤5 cm，分类为T2b
T2a	3 cm < 最大径≤4 cm
T2b	4 cm < 最大径≤5 cm
T3	5 cm < 最大径≤7 cm或直接侵及任何以下部位：壁层胸膜（PL3）、胸壁（包括肺上沟瘤）、膈神经、心包或同一肺叶出现癌结节
T4	肿瘤最大径>7 cm或任何大小的肿瘤侵及以下部位：膈肌、纵隔、心脏、大血管、气管、隆突、喉返神经、食管、椎体或同侧肺不同肺叶出现癌结节

表15　肺癌N分期

N分类	N标准
NX	区域淋巴结无法评估
N0	无区域淋巴结转移
N1	同侧支气管周围和/或同侧肺门淋巴结和肺内淋巴结转移，包括通过直接侵犯累及
N2	同侧纵隔和/或隆突下淋巴结转移
N3	对侧纵隔、对侧肺门、同侧或对侧斜角肌或锁骨上淋巴结转移

表16　肺癌M分期

M分类	M标准
M0	无远处转移
M1	有远处转移
M1a	对侧肺叶出现癌结节;肿瘤伴胸膜、心包结节或恶性胸腔、心包积液(多数胸腔、心包积液是肿瘤性的,但在少数患者中,胸腔、心包积液的多次病理学检查均为阴性,且液体是非血性、非渗出性的,如果综合临床判断其与肿瘤不相关,该积液不作为分期指标)
M1b	单一胸外转移灶,位于单一器官(包括单个非区域淋巴结转移)
M1c	多个胸外转移灶,位于一个或多个器官

表17　2009年国际肺癌研究协会(IASLC)淋巴结图谱

淋巴结站	解剖界限
1站(下颈、锁骨上和胸骨切迹淋巴结)	上界:环状软骨下缘 下界:两侧为锁骨,中间为胸骨柄上缘 1R和1L以气管中线为界,右侧区域为1R,左侧区域为1L
2站(上气管旁淋巴结)	2R: 上界:右肺尖和胸膜腔顶,中间为胸骨柄上缘 下界:无名静脉尾缘与气管的交叉
	2L: 上界:左肺尖和胸膜腔顶,中间为胸骨柄上缘 下界:主动脉弓上缘 2R和2L以气管左侧缘为界

续表

淋巴结站	解剖界限
3站(血管前和气管后淋巴结)	3A:血管前 上界:胸膜腔顶部 下界:隆突 前缘:胸骨后方 后缘:右侧为上腔静脉前缘,左侧为左颈动脉
	3P:气管后 上界:胸膜腔顶部 下界:隆突
4站(下气管旁淋巴结)	4R:包括右侧气管旁和延伸至气管左侧缘的气管前淋巴结 上界:无名静脉尾缘与气管的交叉 下界:奇静脉下缘 4L:包括气管左侧缘左侧、动脉韧带内侧淋巴结 上界:主动脉弓上缘 下界:左肺动脉上缘 4R和4L以气管左侧缘为界
5站(主动脉下/主肺动脉窗淋巴结)	动脉韧带外侧的主动脉下淋巴结 上界:主动脉弓下缘 下界:左肺动脉上缘
6站(主动脉旁淋巴结)	升主动脉和主动脉弓前外侧的淋巴结 上界:主动脉弓上缘的切线 下界:主动脉弓下缘
7站(隆突下淋巴结)	上界:隆突 下界:右侧为中间段支气管下缘,左侧为左肺下叶支气管上缘

续表

淋巴结站	解剖界限
8站(食管旁淋巴结)	食管邻近淋巴结和中线右侧或左侧淋巴结,不包括隆突下淋巴结 上界:右侧为中间段支气管下缘,左侧为左肺下叶支气管上缘 下界:膈肌
9站(肺韧带淋巴结)	肺韧带内的淋巴结 上界:下肺静脉 下界:膈肌
10站(肺门淋巴结)	紧邻主支气管和肺门血管(包括肺静脉近端和肺动脉)的淋巴结 上界:右侧为奇静脉下缘,左侧为肺动脉上缘 下界:双侧叶间区域
11站(叶间淋巴结)	叶间支气管起始处之间 11s:右肺上叶支气管和中间段支气管之间 11i:右肺中叶支气管和下叶支气管之间
12站(叶淋巴结)	毗邻叶支气管
13站(段淋巴结)	毗邻段支气管
14站(亚段淋巴结)	毗邻亚段支气管

六、鉴别诊断

(一)中央型肺癌

中央型肺癌需与支气管内膜结核、气道内良性肿瘤鉴别。肺癌支气管狭窄较局限，支气管结核狭窄范围可较长，结核所致肺不张无肺门肿块，肺癌常见肺门区肿块。肺癌表现支气管壁增厚，可合并支气管腔内外结节或肿块，气道内良性肿瘤如错构瘤常不合并支气管增厚，仅表现支气管腔内结节，部分可见钙化及脂肪。

（二）周围型肺癌

磨玻璃密度肺癌主要需与炎症鉴别，炎症边缘模糊，在抗感染治疗或随诊3~6月后常消失。实性周围型肺癌，需与肺结核球、良性肿瘤和炎性结节鉴别。肺癌特点有分叶征、毛刺征、血管集束征或胸膜凹陷征等。结核球好发上叶尖后段及下叶背段，常有钙化及卫星灶。良性肿瘤多形态规则，边缘光滑、锐利，有或无分叶，内部可有脂肪或钙化。慢性炎性结节边缘清楚，可有肺部炎症病史。增强扫描有助病灶鉴别，增强扫描后肺癌CT值常增加15 HU以上，强化多不均匀，结核球和错构瘤CT值增加多在15 HU以下。病灶倍增时间对鉴别诊断有重要价值，实性肺癌多在36个月内，如随访2~3年未增大，多提示良性病变。

（三）弥漫型肺癌

弥漫型肺癌主要需与肺炎鉴别。病变持续存在，抗炎治疗无效，及病变内出现空气支气管征、膨胀空泡或蜂窝多提示肺癌。

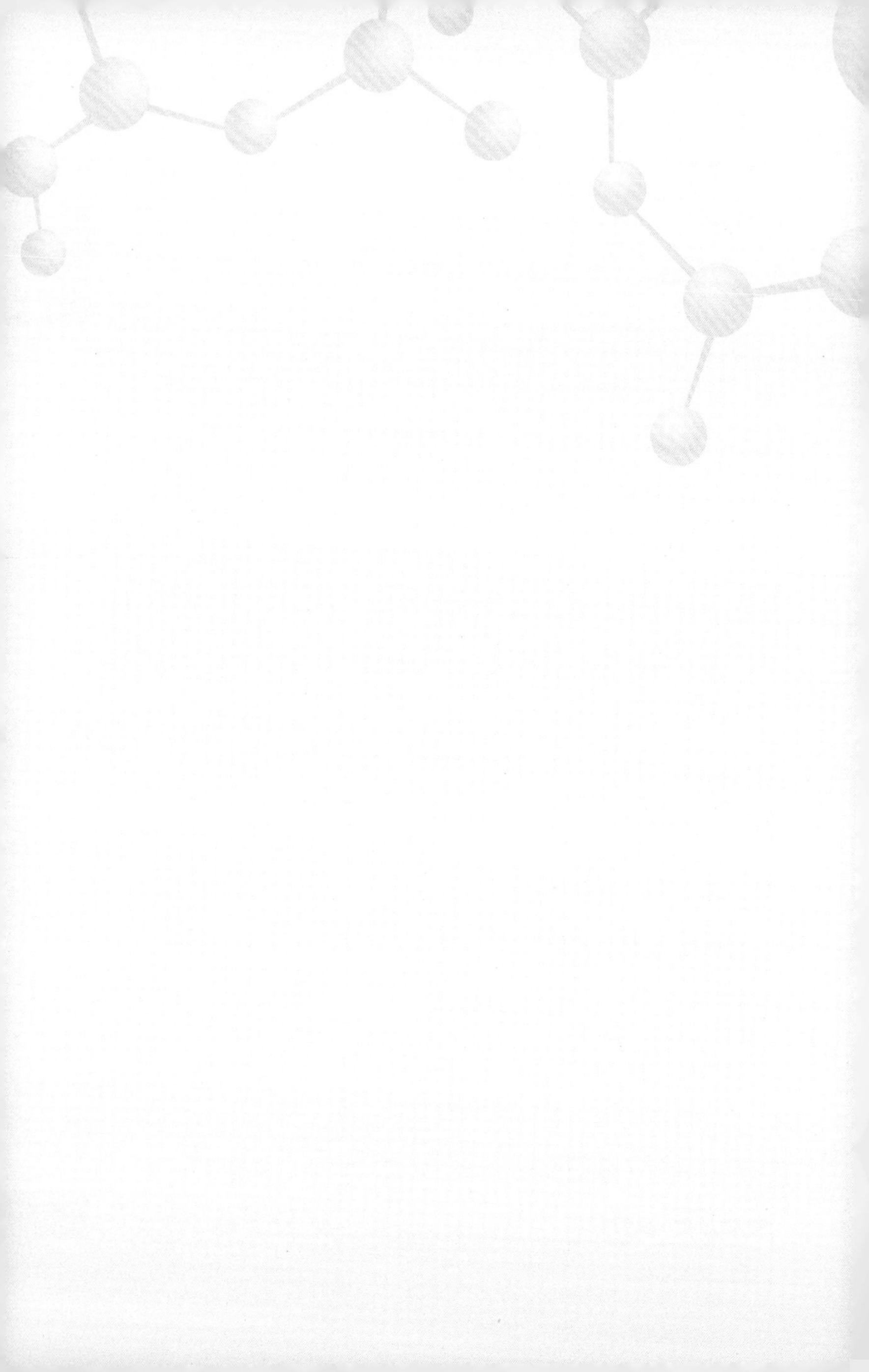

第四章

肝脏肿瘤

原发性肝癌主要病理类型包括肝细胞癌（hepatocellular carcinoma，HCC）和肝内胆管细胞癌（intrahepatic cholangiocarcinoma，ICC），HCC占85%~90%，本章节中原发性肝癌特指HCC。

在我国，肝癌高危人群主要包括：有乙型肝炎病毒（hepatitis B virus，HBV）和/或丙型肝炎病毒（hepatitis C virus，HCV）感染、过度饮酒、非酒精性脂肪性肝炎、长期食用被黄曲霉毒素污染的食物、各种其他原因引起的肝硬化，以及有肝癌家族史等人群，尤其是年龄大于40岁的男性风险更大。高危人群的早期筛查方法包括肝脏超声检查和血清甲胎蛋白（AFP）监测。

一、适应证

肝脏肿瘤，肝癌、转移瘤、海绵状血管瘤等；肝脏囊性占位病变，肝囊肿、多囊肝、包虫病等；肝脏炎性占位病变，肝脓肿、肝结核等；肝外伤；其他病变，肝硬化，肝脂肪变性，色素沉着症及肝先天异常等。

二、检查方法和操作流程

（一）肝脏CT平扫

肝脏CT平扫是肝脏肿瘤常用检查方法，可观察肝实质和病变密度、位置形态。但CT平扫对肝脏病变定性并不理想，需进一步CT增强检查。

1.检查前准备

1周内禁行消化道钡餐检查。检查前4小时内禁食，不禁水。检查时除去扫描部位所有可去除的金属物品及可能影响X线穿透力的物品。

2.检查方法

检查前30分钟口服纯净水500~800 mL，检查时即刻再口服200~300 mL。需口服对比剂者，将碘对比剂按照1.2%~2%浓度稀释后于检查前30分钟口服500~800 mL，检查时再口服200~300 mL。

检查时患者仰卧位平躺，双手上举伸直。驼背或不宜仰卧者可采用俯卧位或侧卧位。进行屏气训练，屏气幅度为最大吸气幅度的70%。

常规先行定位扫描，扫描范围：自乳头连线至髂嵴连线。根据定位像设定扫描方案。检查时需对患者性腺、甲状腺进行辐射防护。

3.扫描参数

扫描参数见表18。

表 18　肝脏 CT 平扫扫描参数

项目	内容
扫描体位	仰卧位(困难者可俯卧位或侧卧位)
扫描范围	膈顶至肝或脾下缘
扫描方式	螺旋扫描
管电压(kVp)	100~120
有效管电流(mAs)	200~300,或自动管电流调制技术(参考剂量水平 $CTDI_{vol}$ <20 mGy,儿童适当降低剂量)
螺距	≈1.0,屏气困难者可增大螺距
旋转时间(s)	0.6~0.8
FOV(mm)	350~400
扫描层厚(mm)	1~2
扫描间距(mm)	1~2
卷积核	软组织,层厚 5 mm
窗宽/窗位(HU)	软组织窗[300~400 / 30~40]

（二）肝脏 CT 增强

肝脏 CT 增强扫描可发现平扫不能发现的病灶，动态观察病变供血情况，显示血管及其周围结构。肝脏血供丰富，具肝动脉及门静脉双重供血，多期增强扫描方法由肝脏血流动力学、门静脉血流动力学及病灶供血特点确定。动脉期，肝实质强化不明显，可观察肝动脉供血的富血供病变。动脉晚期可发现一过性强化病变，同时得到门静脉血管影像信息。静脉期（肝实质期）肝实质强化达峰值。延迟期观察病灶延迟强化特征。

1.检查前准备

1周内禁行消化道钡餐检查。检查前4小时内禁食，不禁水。检查时除去扫描部位所有可去除的金属物品及可能影响X线穿透力的物品。检查前30分钟口服纯净水500~800 mL，检查时即刻再口服200~300 mL。需口服对比剂者，将碘对比剂按照1.2%~2%浓度稀释后服用。

2.检查方法

（1）对比剂注射：静注非离子型碘对比剂，用量0.5 gI/kg，流率2.5~3.5 mL/s。

（2）增强方法：肝脏CT增强常用三期增强扫描。动脉期延时25~30 s，或用对比剂跟踪法，监控位置为腹主动脉腹腔干开口层面，阈值设定100。门静脉期延时50~60 s扫描，延迟期120~180 s扫描。对乏血供肝瘤也可用动脉晚期，延时40~45 s扫描；肝实质期，延时70~80 s扫描；延迟期，延时120~180 s扫描。

3.扫描参数

扫描参数同“肝脏CT平扫”。

（三）肝脏能量CT

能量CT可提供低能量段VMIs、碘图及原子序数图等多参数图像，提高病灶检出，优化术前分期，反映病灶灌注改变情况，为肿瘤疗效评价提供量化指标，因此对肝脏病变具独特优势。

能量CT可采用平扫方式或增强方式，动脉期低能量段VMIs图像重建后可做CTA数据进行后处理。

1.检查前准备

检查前准备同“肝脏CT平扫”或“肝脏CT增强”。

2.检查方法

能量CT可单独进行平扫，通常需要进行平扫和静脉期的能谱扫描。平扫能量CT检查方法同“肝脏CT平扫”，增强能量CT检查方法同“肝脏CT增强”。

3.扫描参数

因使用设备不同，扫描方式相差很大。扫描参数见表19。

表19　肝脏能量CT扫描参数

项目	内容
扫描体位	仰卧位
扫描范围	膈顶至肝下缘或脾下缘
扫描方式	能谱扫描
管电压(kVp)	视使用设备

续表

项目	内容
管电流(mA)	自动管电流调制技术(参考剂量水平 $CTDI_{vol}$ <20 mGy,儿童适当降低剂量)
螺距	≈1.0,屏气困难者可增大螺距
旋转时间(s)	0.5~0.6
FOV(mm)	350~400
扫描层厚(mm)	1~2
扫描间距(mm)	1~2
卷积核	软组织,层厚5 mm
窗宽/窗位(HU)	软组织窗[300~400 / 30~40]

（四）肝脏CTA

肝脏CTA具空间分辨率和时间分辨率高特点，结合后处理技术能很好显示肝动脉、肝静脉及门静脉血管影像，对肝脏病变诊断具重要价值。能量CT动脉期低能量的单能量图像也可作为CTA检查。

1.检查前准备

检查前准备同“肝脏CT增强”。

2.检查方法

（1）对比剂注射：静注非离子型碘对比剂0.5 gI/kg，流率3.5~4.0 mL/s，跟注0.9%生理盐水30 mL。

（2）增强方法：采用对比剂跟踪法，监控位置为腹主动脉腹腔干开口层面，阈值设定为150 HU。

3.扫描参数

扫描参数见表20。

表20 肝脏CTA扫描参数

项目	内容
扫描体位	仰卧位
扫描范围	全肝脏
扫描方式	螺旋扫描
管电压(kVp)	100~120
管电流(mA)	自动管电流调制技术(参考剂量水平 $CTDI_{vol}$ <20 mGy,儿童适当降低剂量)
螺距	0.7~1.0
旋转时间(s)	0.5~0.6
FOV(mm)	350~400
扫描层厚(mm)	1~2
扫描间距(mm)	1~2
卷积核	软组织,层厚5 mm
窗宽窗位	软组织窗:窗宽300~400,窗位30~40

(五) 肝脏CT灌注

肝脏CT灌注是一种功能性成像方法。不同病变或不同程度病变其血流动力学表现不尽相同，通过灌注CT成像分析可早期发现肝脏病变功能的改变，并进行鉴别诊断。肝脏常用灌注参数有：肝动脉灌注量（HAP），门静脉灌注量（PVP），肝总灌注量（TLP），肝动脉灌注指数（HPI），分布容积（DV），平均通过时间（MTT），肝血流量（BF），血容量（BV），血管表面通透性（PS）和肝动脉灌注分数（HAF）等。

1.检查前准备

由于CT灌注成像扫描时间长，检查前对进行屏气训练，屏气幅度为最大吸气幅度70%。可采用胸式平静呼吸，以减少运动伪影。其他同“肝脏CT增强”。

2.检查方法

（1）对比剂注射：静注非离子型碘对比剂，使用量（350 mgI/mL）50 mL，流率5.0 mL/s，相同流率跟注0.9%生理盐水30 mL。

（2）检查方法：常规先行CT平扫定位。若采用CTP固定扫描方式，选定肿瘤病灶最大层面为扫描中心层面，固定此层面连续扫描。VPCT方式采用穿梭式摇篮床扫描方案，可做全脏器灌注。对比剂注射10~15 s后启动扫描。连续采集数据40~50 s，扫描期数20~25。所有扫描数据导入后处理工作站进行灌注指标分析。

3.扫描参数

灌注扫描辐射剂量较大，可采用80~100 kVp扫描，扫描周期2.0 s，连续扫描时间40~60 s。 扫描参数见表21。

表21　肝脏CT灌注成像扫描参数

项目	内容
扫描体位	仰卧位
扫描范围	单探测器宽度或全肝脏
扫描方式	螺旋扫描＋摇篮床
管电压(kVp)	80~100
有效管电流(mAs)	120~150，$CTDI_{vol}$ <20 mGy
螺距	1.0~1.5
旋转时间(s)	0.4~0.5
FOV(mm)	350~400
扫描期数(pass)	20~25
扫描层厚(mm)	1~2
扫描间距(mm)	1~2
卷积核	软组织，层厚5 mm
窗宽/窗位(HU)	软组织窗[300~400 / 30~40]

三、注意事项

（1）体位正中，检查符合按诊断要求，图像上无由于设备故障造成伪影。

（2）图像采集和重建参数符合影像诊断需求，预置窗宽和窗位符合要求，增强检查期相符合临床诊断要求。

（3）肝实质静脉期CT值与平扫相比大于50 HU。

（4）CTA扫描腹主动脉CT值应大于或等于320 HU。

(5)碘对比剂的使用要遵照说明书及相关要求执行。

(6)辐射剂量应符合《中华人民共和国国家职业卫生标准》GBZ 130—2020规定的$CTDI_{vol}$<20 mGy。

四、危急值

当出现以下危急征象时，要启动危急值管理方案：急腹症（急性胃肠道穿孔、肠梗阻、肠套叠、肠扭转、脏器出血）；严重外伤。

五、诊断要点

在各种影像学诊断技术中，CT多期增强扫描诊断HCC临床应用最广泛，最易被接受和认可。根据肝癌临床断标准，针对HCC高危人群，有典型“快进快出”CT增强表现，无须病理证实，即可临床确诊。

（一）HCC的CT扫描方法选择及扫描要求

CT多期增强扫描是诊断原发肝癌最主要影像学检查技术，对CT表现不典型病例，超声、MR等多种影像学技术联合应用，可为肝癌精准的术前诊断、术中定位、术后评估起重要作用。规范化CT扫描需平扫、动脉期、门脉期及延迟期多期增强扫描，其中动脉期对扫描技术要求比较严格，需使用各种CT技术精准捕捉到动脉晚期。

（二）HCC的CT表现

HCC在CT平扫中多表现为低密度，由于HCC本身分化和成分差异，以及肝脏背景异常（如脂肪肝），部分病灶也可表现为等密度或高密度。病灶越小，CT平扫检出率越低，小于1 cm的HCC病灶，CT平扫常难发现。随着肿瘤体积增大，组织内可发生坏死、出血、钙化或脂肪变性，CT图像表现为密度不均。CT增强扫描典型表现为“快进快出”，绝大多数病灶在动脉晚期可见明显强化，此时肝实质基本无强化或仅有轻度强化，病灶与周围肝实质对比明显；门脉期及延迟期，肝实质强化程度迅速提高，病灶强化程度与肝实质相比下降，呈现对比剂“廓清”特点，大多数HCC病灶表现为相对低密度，其表现具特征性。此外，门脉期及延迟期常显示完整或不完整强化包膜。较大HCC病灶发生坏死、出血或脂肪变性后，表现为强化不均。

体积较大HCC病灶及弥漫型HCC常可伴肝静脉和下腔静脉受侵、动静脉瘘，增强扫描可见血管变窄，轮廓不规则，或局部压迹，血管被肿瘤包绕；动静脉瘘表现为动脉期门静脉早期显影及局部肝实质区域性异常灌注。HCC亦常伴门脉癌栓，血管腔内可见充盈缺损，癌栓可有强化，在门脉期显示最佳。

（三）HCC分期和CT评估

肝癌分期对预后评估、合理治疗方案选择至关重要。影响肝癌病人预后因素很多，包括肿瘤因素、病人一般情况及肝功能情况，据此国外有多种分期方案，如：BCLC、TNM、JSH、APASL等分期。结合中国国情及实践积累，依据病人一般情况、肝瘤情况及肝功情况，我国建立中国肝癌的分期方案（china liver cancer staging，CNLC），包括：CNLC Ⅰa期、Ⅰb期、Ⅱa期、Ⅱb期、Ⅲa期、Ⅲb期、Ⅳ期，具体分期方案描述如下。

（1）CNLC Ⅰa期：体力活动状态（performance status，PS）评分0~2分，肝功能Child-Pugh A/B级，单个肿瘤、直径小于或等于5 cm，无血管侵犯和肝外转移。

（2）CNLC Ⅰb期：PS 0~2分，肝功能Child-Pugh A/B级，单个肿瘤、直径>5cm，或2~3个肿瘤、最大直径小于或等于3 cm，无血管侵犯和肝外转移。

（3）CNLC Ⅱa期：PS 0~2分，肝功能Child-Pugh A/B级，2~3个肿瘤、最大直径大于3 cm，无血管侵犯和肝外转移。

（4）CNLC Ⅱb期：PS 0~2分，肝功能Child-Pugh A/B级，肿瘤数目大于或等于4个、肿瘤直径不论，无血管侵犯和肝外转移。

（5）CNLC Ⅲa期：PS 0~2分，肝功能Child-Pugh A/B级，肿瘤情况不论、有血管侵犯而无肝外转移。

（6）CNLC Ⅲb期：PS 0~2分，肝功能Child-Pugh A/B级，肿瘤情况不论、血管侵犯不论、有肝外转移。

（7）CNLC Ⅳ期：PS 3~4分，或肝功能Child-Pugh C级，肿瘤情况不论、血管侵犯不论、肝外转移不论。

肝癌TNM分期是由AJCC和UICC联合制定，至2017年已更新至第8版，适用于肝细胞癌，纤维板层肝细胞癌（不包括肝内胆管细胞癌，混合肝细胞–肝内胆管细胞癌，肉瘤），内容如下。

（1）T原发肿瘤。

Tx：原发肿瘤无法评估。

T0：无原发肿瘤的证据。

T1：

T1a：孤立的肿瘤最大径小于或等于2 cm，有或无血管侵犯。

T1b：孤立的肿瘤最大径大于2 cm无血管侵犯。

T2：孤立的肿瘤最大径大于2 cm，有血管侵犯；或者多发的肿瘤，无一最大径大于5 cm。

T3：多发的肿瘤，至少有一个最大径大于5 cm。

T4：任意大小的单发或多发肿瘤，累及门静脉的主要分支或者肝静脉；肿瘤直接侵及除胆囊外的邻近器官，或穿透腹膜。

（2）N 区域淋巴结。

Nx：区域淋巴结不能评价。

N0：无区域淋巴结转移。

N1：区域淋巴结转移。

（3）M 远处转移。

M0：无远处转移。

M1：有远处转移。

（四）HCC治疗后CT评估

HCC治疗后评估包括术后监测复发、各种介入治疗后及内科治疗后疗效评估及监测。相比于MRI，CT对肝外其他部位有无发生远处转移有重要价值。对肝内病灶，可重点观察介入治疗碘油沉积情况，消融前后可对比观察消融范围是否足够，内科治疗如靶向治疗、靶向联合免疫治疗对肝癌疗效评估主要采用m—RECIST评估标准，重点观察治疗前后肿瘤内部存活肿瘤情况。

六、鉴别诊断

肝细胞癌的鉴别诊断包括肝腺瘤、肝脏局灶性结节性增生、血管平滑肌脂肪瘤、肝转移瘤等，在无肝HCC高危因素情况下，CT多期动态增强典型的“快进快出”表现可见于肝腺瘤、血管平滑肌脂肪瘤以及部分转移瘤等，因此，肝癌发生的高危因素是诊断的前提条件，肿瘤标记物AFP的升高对诊断亦有重要价值。

第五章

胰腺肿瘤

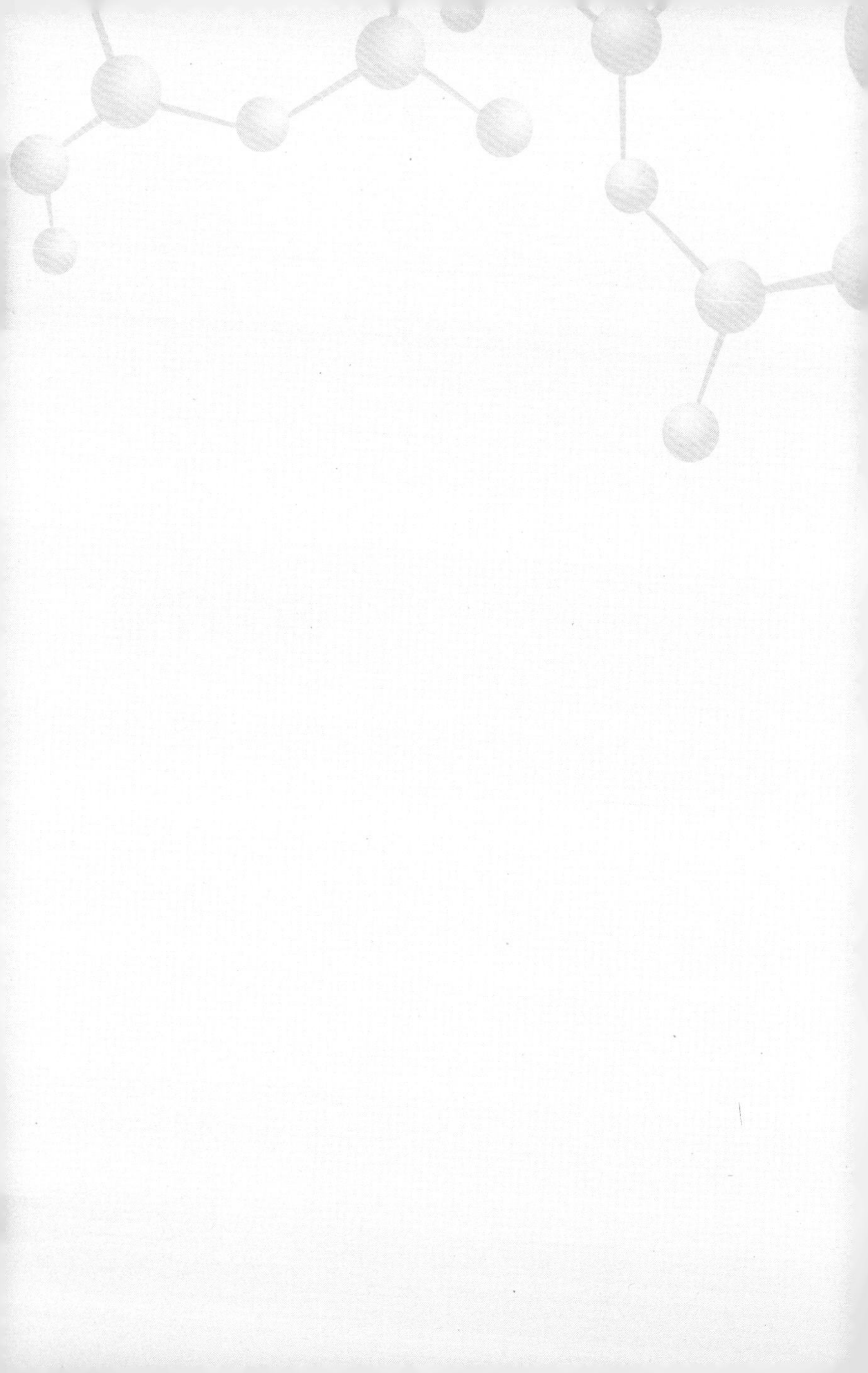

近年，胰腺癌发病率在国内外均呈明显上升趋势。胰腺癌恶性程度极高，生存率极低，发病率与死亡率接近。胰腺癌起病隐匿，早期症状不典型，就诊时一大部分患者处于中晚期，胰头癌多以梗阻性黄疸，胰腺体尾部肿瘤多以腹部不适或腹痛就诊。约2/3胰腺导管腺癌位于胰头部位，其余位于胰腺体尾部。CT具较好空间和时间分辨率，是目前胰腺癌诊断、分期及疗效评估的首选检查手段，推荐采用平扫及三期增强扫描，并要求有薄层图像（1~2 mm），增强扫描能较好显示胰腺肿物部位、大小、形态、内部结构及与周围结构的关系，能评估有无肝脏转移及淋巴结转移，CT后处理技术包括多平面重组（multiplanar reconstruction，MPR）、最大密度投影（maximum intensity projection，MIP）、容积再现技术（volume rendering，VR）等可准确评估肿瘤与血管及其周围器官的关系。

一、适应证

急慢性胰腺炎、胰腺占位病变、胰腺外伤、胰腺囊肿等。

二、检查方法和操作流程

（一）CT平扫

胰腺CT平扫虽可清晰显示胰腺大小、形态、密度和结构，根据密度提示胰腺病变可能性，但对鉴别诊断的临床意义有限。由于胰腺癌常伴肝转移，所以扫描范围要包括全肝。

1.检查前准备

1周内禁行消化道钡餐检查。检查前4小时内禁食，不禁水。检查时除去扫描部位所有可去除的金属物品及可能影响X线穿透力的物品。

2.检查方法

检查前30分钟口服纯净水500~800 mL，检查时即刻再口服200~300 mL。

患者仰卧平躺，双手上举伸直。驼背或不宜仰卧者可采用俯卧位或侧卧位。进行屏气训练，屏气幅度为最大吸气幅度70%。

常规先行定位扫描，扫描范围：自乳头连线至髂嵴连线。根据定位像设定扫描方案。检查时需对性腺、甲状腺进行辐射防护。

3.扫描参数

表22 胰腺CT平扫扫描参数

项目	内容
扫描体位	仰卧位（困难者可俯卧位或侧卧位）
扫描范围	膈顶至肝或脾下缘
扫描方式	螺旋扫描
管电压（kVp）	100~120
有效管电流（mAs）	200~300，或自动管电流调制技术（参考剂量水平 $CTDI_{vol}$ <20 mGy，儿童适当降低剂量）
螺距	≈1.0，屏气困难者可增大螺距
旋转时间（s）	0.6~0.8
FOV（mm）	350~400
扫描层厚（mm）	1~2
扫描间距（mm）	1~2
卷积核	软组织，层厚5 mm
窗宽/窗位（HU）	软组织窗[300~400 / 30~40]

（二）CT增强

胰腺CT增强可动态显示胰腺及胰腺病变供血情况，增加胰腺实质与病变区域密度差，区分囊性或实性病变，有利病变早期发现、早期诊断。

1.检查前准备

检查前准备同“CT平扫”。

2. 检查方法

（1）对比剂注射：静注非离子型碘对比剂，用量0.5~0.6 gI/kg，流率2.5~3.0 mL/s。

（2）检查方法：增强检查前20~30分钟，肌肉注射山莨菪碱10 mg，以减少胃肠蠕动带来的伪影。胰腺增强CT采用双期、三期扫描。CT增强扫描时相可采用三期增强扫描，动脉期：注射对比剂后25~30 s扫描，或采用对比剂跟踪法，监控位置为腹主动脉腹腔干开口层面，阈值设定100 HU，达到该阈值后扫描即为动脉期。胰腺实质期：注射对比剂后40~45 s扫描，此时胰腺实质强化达峰值。可依据情况加扫肝脏期，肝实质强化达到峰值时间约为60 s，且60~80 s基本处于平台期，因此肝脏期扫描延时70~80 s。延迟期：注射对比剂后120~150 s扫描。

图像后处理可沿着胰管走行采用曲面重建（curved plannar reconstruction，CPR）法观察胰管，采用阴性法CT胰胆管造影（N—CTCP）用最小密度投影更好显示胆道梗阻。

3. 扫描参数

扫描参数同“CT平扫”。

（三）能量CT

通过动脉期或胰腺期的低keV单能量图像重建对胰腺小病灶发现有重要意义。能量CT基物质分析（碘–水）、能谱曲线分析、碘密度图及原子序数分析等对胰腺肿瘤鉴别诊断也有很好辅助作用。

能量CT可采用平扫方式或增强方式，动脉期低能量段VMIs图像重建后可做CTA数据进行后处理。

1.检查前准备

检查前准备同“CT平扫”或“CT增强”。

2.检查方法

能量CT可单独进行平扫，常需进行平扫和静脉期能谱扫描。平扫能量CT检查方法同“CT平扫”，增强能量CT检查方法同“CT增强”。

3.扫描参数

因使用设备不同，扫描方式相差很大。

表23　胰腺能量CT扫描参数

项目	内容
扫描体位	仰卧位
扫描范围	膈顶至肝下缘或脾下缘
扫描方式	能谱扫描
管电压(kVp)	视使用设备

续表

项目	内容
管电流(mA)	自动管电流调制技术(参考剂量水平 $CTDI_{vol}$ < 20 mGy,儿童适当降低剂量)
螺距	≈1.0,屏气困难者可增大螺距
旋转时间(s)	0.5~0.6
FOV(mm)	350~400
扫描层厚(mm)	1~2
扫描间距(mm)	1~2
卷积核	软组织,层厚 5 mm
窗宽/窗位(HU)	软组织窗[300~400 / 30~40]

(四)CTA靶扫描

可清晰显示胰腺病灶边缘、胰腺病灶与周围血管关系、评价血管受侵程度及胰周淋巴结情况。通过血管VR图像后处理，可清楚显示胰腺周围主要动脉分支(腹腔干、肠系膜上动脉、脾动脉、肝总动脉及其分支以及胃左动脉等)。

1.检查前准备

检查前准备同“CT增强”。

2.检查方法

(1)对比剂注射：静注非离子型碘对比剂，用量0.5~0.6 gI/kg，流率3.0~3.5 mL/s，跟注0.9%生理盐水

30 mL。

（2）检查方法：采用对比剂智能跟踪法，监控位置为腹主动脉腹腔干开口层面，阈值设定150 HU。能量CT扫描方式也可以进行CTA靶扫描检查，低能量单能量图像可更好显示血管，提升血管密度。

3.扫描参数

采用小FOV、1024×1024高分辨率薄层图像重建，扫描靶点置病灶中心，范围包括整个胰腺。

表24　胰腺CTA靶扫描参数

项目	内容
扫描体位	仰卧位（困难者可俯卧位或侧卧位）
扫描范围	病灶局部
扫描方式	螺旋扫描
管电压（kVp）	100~120
管电流（mA）	自动管电流调制技术（参考剂量水平 $CTDI_{vol}$ <20 mGy）
螺距	0.7~1.0
旋转时间（s）	0.5~0.6
FOV（mm）	240~300
扫描层厚（mm）	0.5~1.0
扫描间距（mm）	0.5~1.0
卷积核	软组织，层厚5 mm
窗宽/窗位（HU）	软组织窗[300~400 / 30~40]

4.重建模式

重建模式有包括VR、CPR、MPR、MIP等，包括腹腔干、肝总动脉、肝固有动脉、胃十二指肠动脉、胰十二指肠上前、上后动脉、胰十二指肠下前、下后动脉、肠系膜上动脉、脾动脉等。多平面重建多角度地显示肿瘤与血管关系，垂直于肿瘤与血管接触面行薄层多平面重建可较好地显示肿瘤与血管的侵犯关系。

（五）CT灌注

胰腺血流丰富，很多病变均可伴不同程度血供改变，CT灌注成像能定量反映胰腺血流状态。对比剂注射后10~15 s扫描，数据采集45~50 s，扫描周期1s。

1.检查前准备

由于CT灌注成像扫描时间长，检查前进行屏气训练，屏气幅度为最大吸气幅度70%。可采用胸式平静呼吸，减少运动伪影。其他同“CT增强”。

2.检查方法

（1）对比剂注射：静注非离子型碘对比剂，使用量（350 mgI/mL）50 mL，流率5.0 mL/s，相同流率跟注0.9%生理盐水30 mL。

（2）检查方法：常规先行CT平扫定位。采用CTP

固定扫描方式，选定病灶最大层面为扫描中心层面，固定此层面连续扫描。VPCT方式采用穿梭式摇篮床扫描方案，可做全脏器灌注。对比剂注射10~15 s后开始启动扫描。连续采集数据40~50 s，扫描期数20~25。所有扫描数据导入后处理工作站进行灌注指标分析。

3.扫描参数

辐射剂量较大，可用80~100 kVp扫描，周期2.0 s，连续扫描时间40~60 s。

表25 胰腺CT灌注成像扫描参数

项目	内容
扫描体位	仰卧位
扫描范围	单探测器宽度或全脏器
扫描方式	螺旋扫描+摇篮床
管电压(kVp)	80~100
有效管电流(mAs)	120~150, $CTDI_{vol}$ <20 mGy
螺距	1.0~1.5
旋转时间(s)	0.4~0.5
FOV(mm)	350~400
扫描期数(pass)	20~25
扫描层厚(mm)	1~2
扫描间距(mm)	1~2
卷积核	软组织，层厚5 mm
窗宽/窗位(HU)	软组织窗[300~400 / 30~40]

三、注意事项

（1）体位正中，检查符合按诊断要求，图像上无由于设备故障造成的伪影。

（2）图像采集和重建参数符合影像诊断需求，预置窗宽和窗位符合要求，增强检查期相符合临床诊断要求。

（3）肝实质静脉期CT值与平扫相比大于50 HU。

（4）CTA扫描腹主动脉CT值应大于或等于320 HU。

（5）碘对比剂的使用要遵照说明书及相关要求执行。

（6）辐射剂量应符合GBZ 130－2020规定的$CTDI_{vol}$ <20 mGy。

四、危急值

当出现以下危急征象时，要启动危急值管理方案：急腹症（急性胃肠道穿孔、肠梗阻、肠套叠、肠扭转、脏器出血）；严重外伤。

五、诊断要点

胰腺癌CT诊断：①定位及定性诊断；②治疗前分期评估，术前评估重点在T分期，即局部手术可切除性评估；③治疗后疗效评估及术后并发症评估。

（一）胰腺癌的定位及定性诊断

参照美国癌症联合会和国际抗癌联盟（AJCC/UICC）2017年发布第8版胰腺癌TNM分期指南，胰腺分胰头（包含钩突）、胰颈、胰体及胰尾部，肠系膜上静脉右缘以右部分为胰腺头部，其中伸入肠系膜上动静脉后方部分为钩突，肠系膜上静脉前方部分为胰颈，肠系膜上静脉左缘与腹主动脉左缘之间为胰腺体部，腹主动脉左缘与脾门间为胰腺尾部。病变定位将决定患者可采取术式，因此定位诊断是影像诊断首要任务。

平扫及三期CT增强可对大部分胰腺癌做出初步诊断，CT表现包括如下几个。

（1）平扫呈等或稍低密度。

（2）增强扫描动脉期、胰腺实质期及延迟期多呈低强化，可有渐进性强化，病变边缘模糊，肿瘤较大时可侵犯周围结构。

（3）继发性征象：①病变位于胰头时，常累及胆总管下段导致肝内外胆管扩张、胆囊增大，侵犯胰管导致远端胰管扩张；②病变累及胰管，远端胰腺既可表现为胰腺炎表现，包括胰腺肿胀、周围脂肪间隙渗出性改变、假性囊肿形成，也可表现为胰腺导管扩张、胰腺组织萎缩性改变。需指出的是，继发性征象对定性诊断有辅助价值，但并非必不可少，如病变未累及胰管、胆总管下段，亦可无相应继发性征象。

（二）胰腺癌治疗前分期的CT评估

依据2017年第八版AJCC/UICC分期指南及中华人民共和国国家卫生健康委员会2018年胰腺癌诊疗规范，CT增强可对胰腺癌行初步TNM分期，有助指导临床选择合适治疗方式。

1.T分期

胰腺癌T分期如表26，主要依据肿瘤大小及肿瘤对腹腔干、肠系膜上动脉、肝总动脉侵犯情况而确定，CT对胰腺原位癌诊断较为困难，而当胰腺癌原发病灶最大径小于或等于1 cm时，即肿瘤T分期处于T1a、T1b时，常定性困难，需结合其他影像学方法如增强MRI、超声内镜等及肿瘤标记物综合考虑；当肿瘤T分期处于T1c以上时，CT三期增强定性相对容易，需重点评估肿瘤与周围血管关系，以确定肿瘤分期及可切除性。可切除术性胰腺癌为肿瘤与肝总动脉、腹腔干或肠系膜上动脉之间存在脂肪间隙；肿瘤与肠系膜上静脉、门静脉之间存在脂肪间隙。交界可切除性胰腺癌为肿瘤与肝总动脉、腹腔干或肠系膜上动脉接触面小于180°；肿瘤包绕一小段肝总动脉，能够手术重建；胰腺颈体部肿瘤侵犯腹腔干，而胃十二指肠动脉未侵犯；肿瘤包绕肠系膜上静脉或门静脉，伴有肠系膜上静脉或门静脉变形；肿瘤侵犯肠系膜上静脉或门静脉导致其一小段管壁闭塞，闭塞远端及近端静脉能够手术重建。不可切除胰腺癌为肿瘤与肝总动脉、腹腔干或肠系膜上动脉接触面大于180°；远处转移；非区域淋巴结转移；肿瘤侵犯肠系膜上静脉或门静脉导致其管腔闭塞，其闭塞远端及近端无法行手术重建。尽管胰腺癌分期与器官侵犯无关，但影像学仍需评估肿瘤与周围器官如十二指肠、胃、脾脏、左侧肾上腺、结肠以及腹膜等关系。

2.N分期

胰腺癌N分期由区域淋巴结转移个数决定（见表27），CT以及其他常规影像学方法诊断淋巴结转移准确性仍比较低，主要依据淋巴结大小、形态、密度及强化方式等，转移淋巴结短径多大于1 cm，但小于1 cm亦可为转移淋巴结，淋巴结内部出现坏死时，诊断为转移的准确性相对高。胰腺头部及钩突癌区域淋巴结范围为胆总管、肝总动脉、门静脉肠系膜上静脉及胰十二指肠动脉弓周围淋巴结；胰腺体尾部癌区域淋巴结范围为肝总动脉、腹腔干、脾动脉及脾门周围淋巴结。肾周围、肠系膜上动脉左旁位于空肠系膜内、腹主动脉旁淋巴结均为远处转移。

3.M分期

胰腺癌远处转移主要是肝，其次为肺、骨和肾上腺，胸腹盆CT增强是术前评估胰腺癌远处转移的首选手段。

表26　胰腺癌T分期

T分期	标准
pT0 pTis	无原发肿瘤证据 原位癌，包括胰腺高级别胰腺上皮内肿瘤、导管内乳头状黏液性肿瘤伴高级别上皮内瘤变、导管内乳头状肿瘤伴高级别上皮内瘤变以及黏液性囊性肿瘤伴高级别上皮内瘤变。
pT1 pT1a pT1b pT1c	肿瘤最大径小于或等于2 cm 肿瘤最大径小于或等于0.5 cm 肿瘤最大径≤小于或等于1 cm，大于0.5 cm 肿瘤最大径1~2 cm
pT2 pT3 pT4	肿瘤最大径大于2 cm，小于或等于4 cm 肿瘤最大径大于4 cm 任何大小肿瘤，累及腹腔干、肠系膜上动脉或肝总动脉

表27 胰腺癌N分期

N分期	标准
pNx	无法评估
pN0	无区域淋巴结转移
pN1	1~3个区域淋巴结转移
pN2	大于或等于4个区域淋巴结转移

(三)治疗后疗效评估及其术后并发症评估

不可切除胰腺癌患者治疗后疗效评估常采用CT增强进行；交界可切除胰腺癌治疗后，增强扫描评估其可切除性。扫描范围需包括胸、腹、盆腔，评价标准常采用RECIST 1.1标准。对可切除胰腺癌患者，CT可评估术后的常见并发症如术后出血、感染、胰瘘、胆瘘等。

六、鉴别诊断

胰头癌需与胆总管下段癌及壶腹癌鉴别，结合增强CT MPR各个角度观察，如病变主要位于胆总管下段，胆总管下段强化明显，围绕胆总管下段周围胰腺组织病变并不明显时，同时表现为胆道系统扩张而胰管不扩张，需考虑有胆总管下段癌可能；如果病变主要位于十二指肠壶腹区，首先考虑壶腹癌。胰腺癌需与胰腺其他肿瘤鉴别，如神经内分泌肿瘤、实性假乳头状肿瘤以及肿块型胰腺炎等。神经内分泌肿瘤常表现为边界清楚的肿块，动脉强化明显，实性假乳头状肿瘤年轻女性好发，边界清楚，轻度强化剂延迟强化，出血、钙化常见。

第六章

食管肿瘤

食管癌是我国高发恶性肿瘤，发病率和病死率分居第6位和第4位。常见组织学类型有鳞癌和腺癌，我国90%以上为鳞癌，男性多于女性，中老年人多见。早期食管癌指病灶仅侵及黏膜或黏膜下层，未达肌层。中晚期食管癌指肿瘤侵犯食管肌层或外膜面，或有远处转移。食管癌肉眼分型为：早期食管癌分为隆起型、表浅型、凹陷（溃疡）型，中晚期食管癌分为髓质型、蕈伞型、溃疡型、缩窄型和腔内型。胸部CT检查是食管癌诊断、分期及疗效评估的重要手段，推荐采用增强扫描。CT既可显示原发肿瘤位置、大小、形态、外轮廓等，还可显示肿瘤与周围组织、脏器关系，以及淋巴结转移、远处转移等情况。

一、适应证

食管肿瘤、食管异物、食管静脉曲张、食管裂孔疝、食管穿孔、食管气管瘘等。

二、检查方法和操作流程

（一）CT平扫

食管CT平扫能发现食道厚度变化，发现食管肿瘤部位、形态大小、病变范围、邻近结构侵犯情况及有无淋巴结转移。对食管周围侵犯，需CT增强检查。

1.检查前准备

除去扫描部位所有可去除金属物品及可能影响X线穿透力的物品。检查前4~6小时空腹。根据CT扫描时间进行屏气训练，屏气幅度为最大吸气幅度70%。

2.检查方法

（1）食道充盈：根据患者实际病情，可以选择对比剂充盈或不充盈。采用以下方法充盈食管：对比剂充盈，将碘对比剂按1.5%~2.0%浓度稀释，患者仰卧检查床上，吸管服用100~200 mL，立即扫描；水充盈，患者仰卧检查床上，吸管服用纯净水100~200 mL，立即扫描；气充盈，扫描前患者吞咽产气粉6 g，可辅助10~20 mL纯净水咽下，立即扫描。

（2）定位像扫描：扫描范围自锁骨上5 cm至中腹部。

（3）辐射防护：铅三角巾盆腔性腺防护。

3.扫描参数

表28　食管CT平扫扫描参数

项目	内容
扫描体位	仰卧位(困难者可俯卧位或侧卧位)
扫描范围	胸腔入口至中腹部(上段食管病变要包括颈部)

续表

项目	内容
扫描方式	螺旋扫描
管电压(kVp)	100~120
管电流(mA)	自动管电流调制技术(参考剂量水平 $CTDI_{vol}$ <15 mGy,儿童适当降低剂量)
螺距	≈1.0,屏气困难者可增大螺距
旋转时间(s)	0.5~0.6
FOV(mm)	350~400
扫描层厚(mm)	1~2
扫描间距(mm)	1~2
卷积核	纵隔及肺,层厚5 mm
窗宽/窗位(HU)	纵隔窗[300~400 / 30~40] 肺窗[1200~1500 / −600~ −800]

（二）CT增强

食管增强CT不仅能显示肿物直接征象，还能显示食管与邻近组织关系，发现气管、支气管、心包及主动脉有无受侵，显示有无淋巴结转移。

1.检查前准备

同“CT平扫”一致。

2.检查方法

（1）食管充盈。水充盈：患者仰卧检查床上，吸管服用纯净水100~200 mL，立即扫描。气充盈：扫描前患者吞咽产气粉6 g，可辅助5~10 mL纯净水咽下，立即扫描。食管胸下段及胃食管交界区癌，需要充盈胃腔，以确定肿瘤的下界，具体充盈方法可参考第七章胃肿瘤。

（2）对比剂注射：检查前20~30分钟，肌肉注射山莨菪碱10 mg，静注非离子型碘对比剂，用量0.35 gI/kg，流率2.5~3.5 mL/s。

（3）增强方法：常用动脉期扫描，注射对比剂后30 s扫描，静脉期扫描，注射对比剂后50~60 s扫描。

3. 扫描参数

食管增强扫描参数同“CT平扫”扫描参数。

（三）能量CT

可通过能谱曲线、碘基图、标准化碘含量、能谱曲线斜率等在定性和定量方面为食管癌进行多参数分析提供量化信息。对提高早期食管癌诊断准确率，鉴别食管癌与其他良性病变，精确反映病灶范围，评价食管癌分化程度及淋巴结转移，评估疗效及预后。能量CT可用平扫方式或增强方式。

1. 检查前准备

检查前准备同“CT平扫”或“CT增强”。

2.检查方法

检查方法同“CT平扫”或“CT增强”。

3.扫描参数

因使用设备不同，扫描方式相差很大。

表29　能量CT扫描参数

项目	内容
扫描体位	仰卧位(困难者可俯卧位或侧卧位)
扫描范围	胸腔入口至中腹部(上段食管病变要包括颈部)
扫描方式	能谱扫描
管电压(kVp)	视使用设备
管电流(mA)	自动管电流调制技术(参考剂量水平 $CTDI_{vol}$ <15 mGy,儿童适当降低剂量)
螺距	≈1.0,屏气困难者可增大螺距
旋转时间(s)	0.5~0.6
FOV(mm)	350~400
扫描层厚(mm)	1~2
扫描间距(mm)	1~2
卷积核	纵隔,层厚5 mm
窗宽/窗位(HU)	纵隔窗[300~400 / 30~40]

三、注意事项

(1) 体位正中，检查符合按诊断要求，图像上无由于设备故障造成伪影。

(2) 图像采集和重建参数符合影像诊断需求，预置窗宽和窗位符合要求，增强检查期相符合临床诊断要求。

（3）图像噪声应控制在可接受范围内。

（4）碘对比剂的使用要遵照说明书及相关要求执行。

（5）辐射剂量应符合GBZ 130－2020规定的$CTDI_{vol}$<15 mGy。

四、危急值

出现以下危急征象，要启动危急值管理方案：急性肺栓塞、冠心病急性发作、主动脉夹层或胸腹主动脉瘤、严重外伤、大量气胸、对比剂中度以上不良事件。

五、诊断要点

（一）食管癌的分段

食管癌分段标准参照AJCC/UICC 2017年第8版食管及食管胃结合部TNM分期指南，具体情况如表30所示，食管癌位置由原发灶中心界定。食管胃结合部是指食管柱状上皮和鳞状上皮交界处，如肿瘤中心位于贲门近端2 cm以内（Siewert Ⅰ/Ⅱ型），按食管癌分期；中心位于贲门近端2 cm以外者，即使侵犯食管胃结合部，也按胃癌分期。

表30　AJCC/UICC指南第8版中的食管癌分段标准

分段	标准	距门齿距离
颈段	下咽下缘至胸骨柄上缘	15~20 cm
胸上段	自胸骨柄上缘至奇静脉弓下缘水平	20~25 cm
胸中段	自奇静脉弓下缘至下肺静脉下缘水平	25~30 cm
胸下段	下肺静脉下缘至胃上界，包括食管胃结合部	30~40 cm

食管癌位置由原发灶中心界定。

（二）食管癌的CT诊断

早期食管癌CT可无异常发现或仅表现为黏膜面轻微增厚、显著强化，病灶以动脉期图像显示最佳。中晚期食管癌主要表现为食管壁局限性或环周性不规则增厚，为肿瘤浸润食管壁所致。腔内型食管癌向食管腔内生长，表现为食管腔内软组织密度结节或肿块。平扫肿瘤呈软组织密度影，密度均匀或不均，钙化罕见。增强扫描呈中等强化，局部可伴无强化坏死区。肿瘤未侵及食管纤维膜时，食管外轮廓光整。肿瘤侵犯纤维膜时，食管外轮廓既可表现为光整，也可表现为毛糙、模糊或不规则。肿瘤侵犯食管周围脂肪间隙及邻近结构时表现为周围脂肪间隙密度增高，肿瘤与邻近器官脂肪间隙消失，周围结构如奇静脉、气管、主动脉等受侵。食管外轮廓及瘤周外侵表现均以静脉期图像显示最佳。此外，中晚期食管癌可合并不同程度管腔狭窄，重者可伴肿瘤近端管腔扩张、内容物潴留。CT多平面重建有助观察食管癌与邻近结构关系，为肿瘤外侵判定提供更多信息。

（三）食管癌TNM分期和CT评估

食管癌TNM分期见表31，表32，表33。依据国内外食管癌诊疗指南，CT检查是食管癌分期诊断的必做项目。

（1）T分期：食管癌T分期由肿瘤对食管壁浸润深度和瘤周脏器侵犯情况决定。CT增强扫描在T分期中诊断优势为食管癌可切除性评估，即T4b期食管癌的诊断。由于CT无法显示食管壁分层，对可切除食管癌（T1—4a期）T分期评估主要依据食管壁厚度，分期准确性低于超声内镜。食管癌T分期的CT评估目前尚无公认的标准，本指南推荐标准如下：T1期，食管壁厚度小于5 mm或腔内结节的基底部强化的血管未完全中断，无外侵；T2期，食管壁厚度5~10 mm或腔内结节的基底部强化的血管中断，无外侵；T3期，食管壁厚度大于10 mm，边缘模糊，侵犯邻接纤维脂肪组织，无周围组织结构侵犯；T4期，食管壁增厚伴侵犯周围组织器官。

奇静脉受侵表现为肿瘤包绕奇静脉，静脉期奇静脉显影不良、中断。肿瘤与心包、胸膜、膈肌等之间的正常脂肪间隙消失，界限不清，提示心包、胸膜、膈肌等受侵可能。气管受侵标准为食管气管间脂肪间隙消失，气管、支气管变形、移位，肿瘤突向气管腔内。主动脉受侵的判断：肿瘤与主动脉接触弧度大于90°为受侵，45°~90°为可疑受侵或不能确定，小于45°时为主动脉无受侵。此外，椎旁三角间隙消失多提示主动脉受侵，椎旁三角间隙指食管、胸主动脉及脊柱间的三角形脂肪间隙。椎体受侵表现为肿瘤侵犯椎体并骨质破坏。气管、主动脉及椎体有无受侵是CT诊断重点，决定患者是否有手术机会。

（2）N分期：食管癌N分期由区域淋巴结转移个数决定。区域淋巴结是指自食管上括约肌至腹腔动脉干水平食管周围组织内的淋巴结，即食管引流区淋巴结。包括颈段食管旁Ⅵ和Ⅶ区淋巴结、下颈部气管旁淋巴结（1组）、纵隔内部分淋巴结（2、4、7、8、9、15组）及腹腔淋巴结（16~20组），但不包括锁骨上淋巴结，详见表34。CT诊断淋巴结转移主要依据淋巴结大小、形态、密度、位置及强化方式等。转移淋巴结短径多大于1 cm，锁骨上区及双侧气管食管沟区、病变区食管旁淋巴结短径大于0.5 cm，类圆形或不规则形，呈等或稍低密度，边缘光滑或模糊，增强扫描强化方式与原发肿瘤类似，淋巴结内部合并坏死时呈环形强化。锁骨上、气管食管沟区及腹腔贲门旁淋巴结转移在CT诊断中漏诊率较高，临床诊断中应提高警惕。

（3）M分期：食管癌的远处转移指非区域淋巴结发生转移或其他组织、脏器发生转移，其中以锁骨上区淋巴结转移、肝和肺转移多见。

表31　食管癌T分期

T分期	标准
TX	原发肿瘤无法评估
T0	无原发肿瘤证据
Tis	原位癌/重度不典型增生
T1	侵犯黏膜固有层、黏膜肌层或黏膜下层
T1a	侵犯黏膜固有层、黏膜肌层
T1b	侵犯黏膜下层
T2	侵犯食管肌层
T3	侵犯食管纤维膜
T4	侵犯食管周围结构
T4a	侵犯胸膜、心包、奇静脉、膈肌或腹膜
T4b	侵犯气管、主动脉或椎体

表32　食管癌N分期

N分期	标准
NX	区域淋巴结转移无法评估
N0	无区域淋巴结转移
N1	1~2枚区域淋巴结转移
N2	3~6枚区域淋巴结转移
N3	大于或等于7枚区域淋巴结转移

表33　食管癌M分期

M分期	标准
M0	无远处转移
M1	有远处转移

表34　食管癌区域淋巴结解剖界限

淋巴结站	解剖界限
颈段食管旁淋巴结	颈部Ⅵ和Ⅶ区食管旁的淋巴结
1站(下颈部气管旁淋巴结)	位于锁骨上气管旁间隙和肺尖之间，右侧为1R，左侧为1L
2站(上气管旁淋巴结)	2R：位于肺尖和头臂动脉尾缘与气管交叉处之间
	2L：位于肺尖和主动脉弓顶之间
4站(下气管旁淋巴结)	4R：位于头臂动脉尾缘与气管交叉处与奇静脉头端之间
	4L：位于主动脉弓顶与隆突之间
7站(隆突下淋巴结)	位于气管隆嵴下方

续表

淋巴结站	解剖界限
8站（食管旁淋巴结）	8U：胸上段食管旁，自肺尖至气管分叉处
	8M：胸中段食管旁，自气管分叉处至下肺静脉下缘
	8Lo：胸下段食管旁，自下肺静脉根部至食管胃交界区
9站（下肺韧带淋巴结）	下肺韧带内的淋巴结，右侧为9R，左侧为9L
15站（膈肌淋巴结）	位于膈顶之上并且靠近膈脚或位于膈脚后方
16站（贲门旁淋巴结）	紧邻胃食管结合部
17站（胃左淋巴结）	位于胃左动脉走行区
18站（肝总淋巴结）	紧邻肝总动脉近端
19站（脾淋巴结）	紧邻脾动脉近端
20站（腹腔淋巴结）	位于腹腔动脉干根部

（四）食管穿孔风险的CT评估及食管瘘的CT表现

初诊食管癌患者有无穿孔风险影响下一步治疗决策。薄层静脉期CT图像有助于判断食管癌穿孔风险。CT提示穿孔高风险征象包括裂隙样深溃疡、肿瘤坏死显著直达食管壁外层、肿瘤侵入气管腔内、食管周围环形强化淋巴结与食管紧密相贴等。食管癌穿孔可形成食管－纵隔瘘、食管－气管/支气管瘘，CT表现为食管壁局部不连续，口服水溶性阳性对比剂后，对比剂可进入纵隔或气道。也有部分患者食管瘘道显示隐蔽，CT仅表现为邻近纵隔、胸膜及肺部局灶性炎症。

六、鉴别诊断

食管癌主要与食管良性肿瘤进行鉴别，其中主要为平滑肌瘤。平滑肌瘤为黏膜下壁内肿瘤，大多数起源于管壁平滑肌，包膜完整，向食管腔内外膨胀性生长。CT表现肿瘤多呈圆形或椭圆形，单发，大小不一，食管中下段多见，边缘光滑、锐利，密度均匀，增强扫描轻度强化，强化均匀。

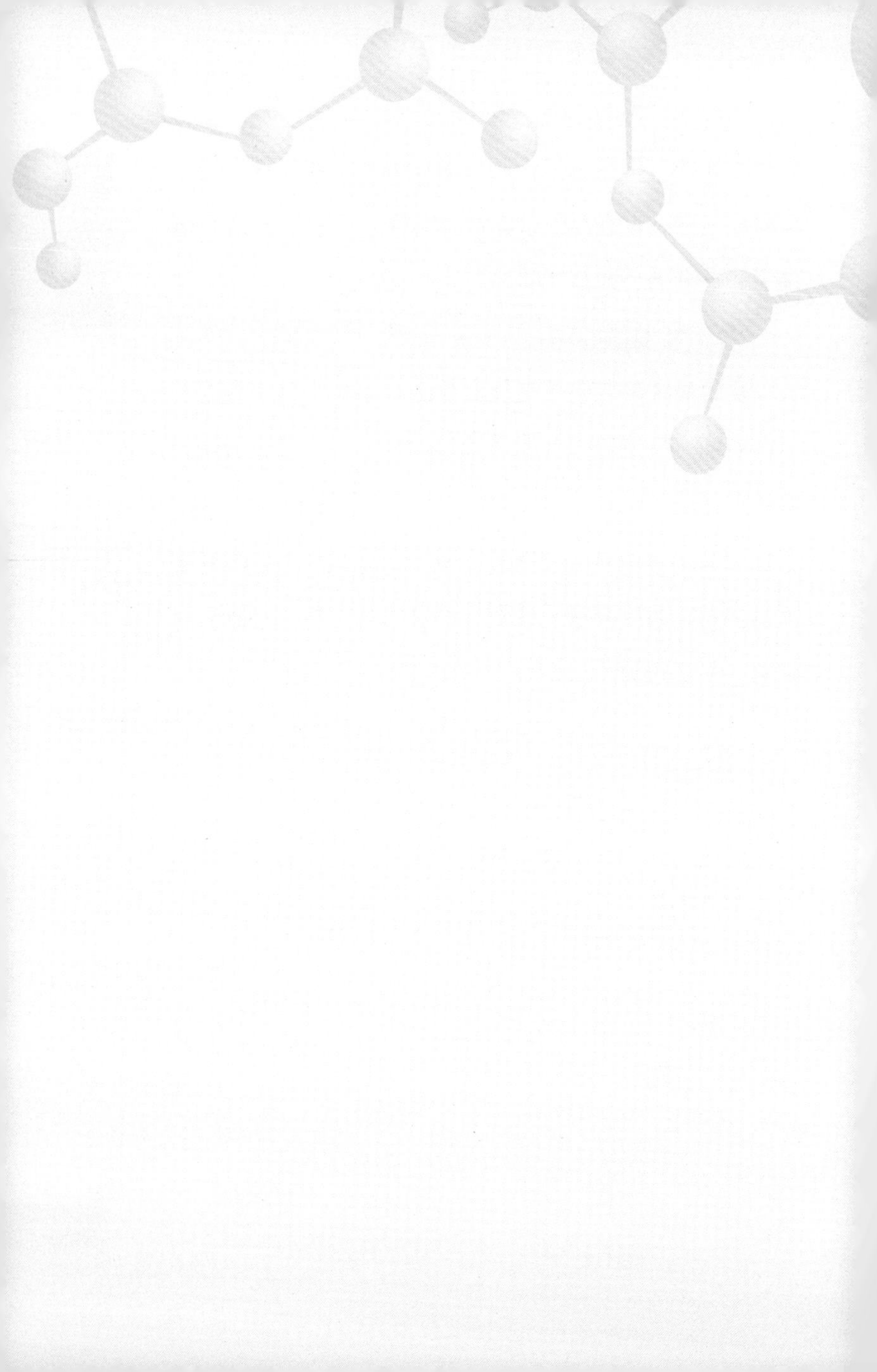

第七章

胃肿瘤

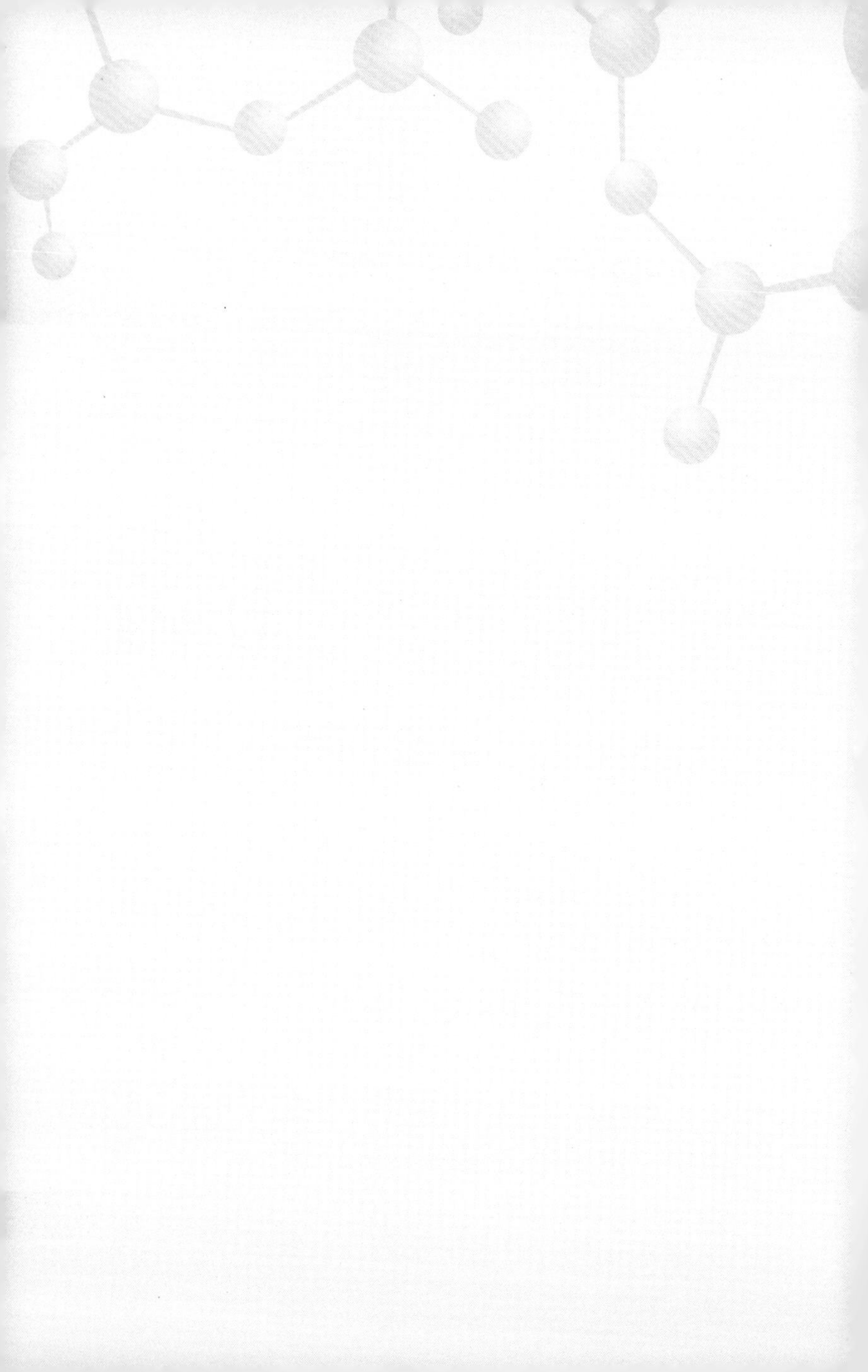

胃癌是我国最常见恶性肿瘤之一。2020年，我国胃癌发病率居恶性肿瘤第3位，死亡率居第3位。老年人多见，男性发病率约为女性2倍。早期胃癌指局限于胃黏膜或黏膜下层的侵袭性肿瘤，不论是否有淋巴结转移。进展期胃癌指肿瘤组织侵达胃固有肌层或更深者，不论是否淋巴结转移。早期胃癌大体分型分为：Ⅰ（隆起型）、Ⅱ（浅表型）、Ⅲ（凹陷型）3型，其中浅表型又分成Ⅱa（浅表隆起型）、Ⅱb（浅表平坦型）、Ⅱc（浅表凹陷型）3个亚型。此外，若有2种或2种以上类型同时存在则为混合型早期胃癌。进展期胃癌分为4型：1型（结节隆起型）、2型（局限溃疡型）、3型（浸润溃疡型）、4型（弥漫浸润型，革囊胃）。CT可直观显示胃癌浸润深度、范围、形态及强化特征，判断周围脏器侵犯，检出淋巴结和远处转移，评估药物治疗或放疗后肿瘤疗效。腹部CT是国内外胃癌诊疗指南或规范推荐的胃癌诊断、分期、疗效评价及随访观察的首选影像检查。

一、适应证

胃腔内、壁内和腔外病变的诊断与鉴别诊断；恶性肿瘤的术前分期和评估；恶性肿瘤治疗疗效评估；胃肠道梗阻等。

二、检查方法和操作流程

（一）CT平扫

胃是空腔脏器，形态与充盈程度相关。因此检查前胃肠道准备要充分。口服碘对比剂稀释液对患者胃壁及胃黏膜显示会造成影响，使用阴性对比剂是比较理想的充盈方法。CT能充分显示肿瘤在胃腔内外生长以及侵犯周围器官情况。采用适当体位（如俯卧位）可更好显示胃底、胃体及胃窦结构。口服产气粉CT扫描能清晰显示胃壁及腔内、外病变，直观反映胃癌大体形态及肿瘤范围，在胃癌定位、定性和定量诊断中有重要价值。

1.检查前准备

1周内禁行消化道钡餐检查。检查前4~6小时内禁食，不禁水。检查时除去扫描部位所有可去除金属物品及可能影响X线穿透力的物品。根据检查需要，可采用以下方法充盈胃部：

（1）口服纯净水：检查前15~20分钟口服纯净水500~1000 mL，检查时再口服200~300 mL。

（2）口服产气粉：检查时患者仰卧于检查床上，口含产气粉5 g，嘱患者尽可能干吞咽，若不配合可10~20 mL

纯净水辅助咽下，立即开始检查。

呼吸训练：根据CT设备的扫描时间进行屏气训练，屏气幅度为最大吸气幅度70%。

检查前20~30分钟，肌肉注射山莨菪碱10 mg，以减少胃肠道蠕动，胃壁充分扩张，更好地显示病灶。

2.检查方法

（1）患者仰卧位置于CT检查床正中，患者侧面纵轴线中心与CT激光侧位中线重合。定位像扫描范围自锁骨上5 cm至足侧30~35 cm。

（2）辐射防护：铅围脖根据扫描范围防护甲状腺。

3.扫描参数

表35　胃CT平扫扫描参数

项目	内容
扫描体位	仰卧位（困难者可俯卧位或侧卧位）
扫描范围	膈顶至耻骨联合
扫描方式	螺旋扫描
管电压（kVp）	100~120
管电流（mA）	200~300 mAs或自动管电流调制技术（参考剂量水平$CTDI_{vol}$ <20 mGy，儿童适当降低剂量）
螺距	≈1.0，屏气困难者可增大螺距
旋转时间（s）	0.5~0.6
FOV（mm）	350~400

续表

项目	内容
扫描层厚(mm)	1~2
扫描间距(mm)	1~2
卷积核	软组织,轴位、冠状位、矢状位重建,层厚5 mm
窗宽/窗位(HU)	软组织窗[300~400 / 30~40]

（二）CT增强

CT增强能显示肿瘤位置、大小和形态，肿瘤内部结构与周围组织关系，同时对胃壁增厚状况、肿瘤浸润程度及分期有很好诊断准确度。

1.检查前准备

1周内禁行消化道钡餐检查。检查前4~6小时内禁食，不禁水。检查时除去扫描部位所有可去除金属物品及可能影响X线穿透力的物品。可用以下方法充盈胃部。

（1）口服纯净水：检查前15~20分钟口服纯净水500~1000 mL，检查时再口服200~300 mL。

（2）口服产气粉：患者仰卧于检查床上，口含产气粉5 g，嘱患者尽可能干吞咽，若不配合可10~20 mL纯净水辅助咽下，立即开始检查。

2.检查方法

（1）对比剂注射：检查前20~30分钟，肌注山莨菪碱10 mg。静注非离子型碘对比剂，用量0.5 gI/kg，流率2.5~3.0 mL/s。

（2）增强方法：胃增强CT常用动脉期和静脉期扫描。动脉期延时25~30 s或采用对比剂智能跟踪技术，监控位置为腹主动脉腹腔干开口层面，阈值设定为100 HU。静脉期延时50~60 s扫描。

3.扫描参数

扫描参数同“CT平扫”。

（三）能量CT

能量CT成像能进一步提高软组织分辨率，量化组织含碘浓度，对空腔脏器疾病诊断是新方法。低能量的单能量图像及碘密度图对胃癌检出率显著提高，且提高T分期准确性。能量CT可用平扫方式或增强方式，动脉期低能量段图像重建后可做CTA数据进行后处理。

1.检查前准备

检查前准备同“CT平扫”或“CT增强”。

2.检查方法

能量CT可单独进行平扫，常需进行平扫和静脉期的能谱扫描。平扫能量CT检查方法同“CT平扫”，增强能量CT检查方法同“CT增强”。

3.扫描参数

扫描方式上，由于使用的CT设备不同，扫描方式相差很大。

表36　胃能量CT扫描参数

项目	内容
扫描体位	仰卧位
扫描范围	膈顶至耻骨联合
扫描方式	能谱扫描
管电压(kVp)	视使用设备
管电流(mA)	自动管电流调制技术(参考剂量水平$CTDI_{vol}$ <20 mGy,儿童适当降低剂量)
螺距	≈1.0,屏气困难者可增大螺距
旋转时间(s)	0.5~0.6
FOV(mm)	350~400
扫描层厚(mm)	1~2
扫描间距(mm)	1~2
卷积核	软组织,轴位、冠状位、矢状位重建,层厚5 mm
窗宽/窗位(HU)	软组织窗[300~400 / 30~40]

(四) CTA

门静脉CTA可清晰显示食管胃底静脉曲张及主要侧支血管走形和分布及胃和食管周围静脉曲张。胃周CTA

评价对提高腹腔镜胃切除安全性提供保障。

1. 检查前准备

检查前准备同“CT增强”。

2. 检查方法

（1）对比剂注射：检查前20~30分钟，肌注山莨菪碱10 mg，静注非离子型碘对比剂0.5 gI/kg，流率3.5~4.0 mL/s，跟注0.9%生理盐水30 mL。

（2）增强方法：采用对比剂跟踪方法，监控位置为腹主动脉腹腔干开口层面，阈值设定为150 HU。

能量CT扫描方式也可进行CTA检查，低能量的单能量图像可更好显示血管，提升血管密度。

3. 扫描参数

根据患者体型可选择管电压80~100 kVp，既可降低辐射剂量，又可提高靶血管密度值。

表37　胃CTA扫描参数

项目	内容
扫描体位	仰卧位（困难者可俯卧位或侧卧位）
扫描范围	膈顶至髂嵴连线
扫描方式	螺旋扫描
管电压（kVp）	80~120

续表

项目	内容
管电流(mA)	自动管电流调制技术(参考剂量水平 $CTDI_{vol}$ <20 mGy,儿童适当降低剂量)
螺距	0.7~1.0
旋转时间(s)	0.4~0.5
FOV(mm)	350~400
扫描层厚(mm)	1~2
扫描间距(mm)	1~2
卷积核	软组织,层厚5 mm
窗宽/窗位(HU)	软组织窗[300~400 / 30~40]

4.CTA重建模式

重建模式包括VR、CPR、MPR、MIP等。重建图像清晰显示胃周动脉及其起源动脉，包括腹腔干、肝总动脉、脾动脉、胃十二指肠动脉、胃网膜右动脉、胃右动脉、胃网膜左动脉、胃左动脉、胃短动脉等。

（五）仿真内窥镜

CT仿真内窥镜（CT virtual endoscopy，CTVE）成像技术具有无创、快速、准确、易耐受等特点，临床用于胃肠道病变CT检查。CTVE通过连续扫描获得容积数据，通过后处理软件获得空腔脏器内表面三维图像，类似于纤维内镜所见。能准确定位及显示胃、肠道狭窄、黏膜皱襞异常、胃溃疡等。

1. 检查前准备

1周内禁行消化道钡餐检查。检查前4~6小时内禁食，禁水。检查时除去扫描部位所有可去除金属物品及可能影响X线穿透力的物品。

2. 检查方法

检查前20~30分钟，肌注山莨菪碱10 mg以减少胃张力，使胃处于低张状态。扫描采用CT平扫方法，患者在检查床上仰卧位平躺后，将产气粉6~9 g倒入口中直接咽下。吞咽有困难时可通过吸管吸取微量纯净水送服，立即开始屏气扫描，以使胃充分扩张。检查后所有影像数据导入后处理工作站，在工作站行全方位仿真内镜图像重建。

3. 扫描参数

扫描参数同“CT平扫”。

三、注意事项

（1）体位正中，检查符合按诊断要求，图像上无由于设备故障造成伪影。

（2）图像采集和重建参数符合影像诊断需求，预置窗宽和窗位符合要求，增强检查期相符合临床诊断要求。

（3）图像显示应包括全部肺组织、纵隔结构及胸壁结构，图像噪声应控制在可接受范围内。

（4）肝实质静脉期CT值与平扫相比大于50 HU。

（5）CTA扫描腹主动脉CT值应大于或等于320 HU。

（6）碘对比剂的使用要遵照说明书及相关要求执行。

（7）辐射剂量应符合GBZ 130—2020规定的 $CTDI_{vol}$ < 20 mGy。

四、危急值

出现以下危急征象，要启动危急值管理方案：急腹症（急性胃肠道穿孔、肠梗阻、肠套叠、肠扭转、脏器出血），严重外伤。

五、诊断要点

（一）胃癌的CT诊断

早期胃癌CT可无异常发现或仅黏膜面高强化，未累及胃壁全层。随着肿瘤对胃壁浸润深度增加，胃壁呈不规则增厚、僵硬，黏膜面凹凸不平或结节状，部分可合并龛影形成，浆膜面光滑或毛糙、不规则，增强扫描肿瘤显著强化，未侵及或侵及胃壁全层。结节隆起型胃癌可向胃腔内生长，表现为腔内软组织密度结节或肿块。革囊胃可表现弥漫性胃壁僵硬、增厚。肿瘤侵犯周围脂肪间隙及邻近结构时表现为周围脂肪间隙密度增高，肿瘤与邻近器官脂肪间隙消失，周围结构如肝脏、脾等受侵。胃窦癌常合并胃腔狭窄，重者可出现幽门梗阻、胃内容物潴留等。

（二）胃癌的TNM分期和CT评估

胃癌的TNM分期见表38，表39，表40。肿瘤中心位于食管胃交界部2 cm以外肿瘤应按胃癌TNM分期进行分期（即使累及食管胃交界部）。胃癌治疗前分期推荐首选CT增强检查，范围应包含胸腹盆腔。

（1）T分期：CT对胃癌T分期的准确率为60%~85%。研究发现CT多平面重组图像有助于提高T分期准确率，因此，国内外胃癌诊疗指南建议胃癌影像分期需要结合多平面图像，至少应有横断面、冠状面和矢状面3个平面的图像，需要时可补充垂直肿瘤长轴的斜面重建或沿肿瘤长轴走行的曲面重建图像。胃癌T分期的CT诊断标准如下：T1期，内层高强化癌肿与外层稍高强化肌层间可见连续完整的低强化条带（辅助征象：高强化癌肿不超过胃壁总厚度的50%）；T2期，中层低强化条带中断消失，外层残余部分稍高强化肌层（辅助征象：高强化癌肿超过胃壁总厚度的50%）；T3期，高强化癌肿侵犯胃壁全层，浆膜面光滑或少许短细索条影（辅助征象：浆膜模糊或短细索条范围小于1/3全部病变面积）；T4a期，浆膜面不规则或结节样形态，周围脂肪间隙密集毛刺或条带状浸润；T4b期，肿瘤侵出浆膜层，与邻近脏器组织间脂肪间隙消失，指状嵌插或直接浸润邻近脏器组织（如肝脏、脾、胰腺、肾上腺等）为确切侵犯征象。

（2）N分期：胃癌N分期由区域淋巴结转移的个数决定。胃癌区域淋巴结包括胃大弯、胃小弯、贲门左和贲门右、幽门上和幽门下淋巴结及胃左动脉、腹腔干、肝总动脉、肝十二指肠韧带、脾动脉走行区淋巴结及脾门区淋巴结。其余部位淋巴结为非区域淋巴结，包括胰腺后、胰周、胰十二指肠动脉、肠系膜动脉、结肠中动脉、腹主动脉走行区域及腹膜后淋巴结。

（3）M分期：胃癌非区域淋巴结转移应视为远处转移。此外，远处转移常见的有腹膜转移、卵巢转移、肝转移、肺转移等。腹膜转移方面，CT检出少量腹水、网膜污迹征、腹膜微小结节及索条时，提示临床可能存在隐匿性腹膜转移风险。

表38　胃癌T分期

T分期	标准
TX	原发肿瘤无法评估
T0	无原发肿瘤证据
Tis	原位癌：未侵及固有层的上皮内肿瘤、重度不典型增生
T1	侵及固有层、黏膜肌层或黏膜下层
T1a	侵及固有层或黏膜肌层
T1b	侵及黏膜下层
T2	侵及肌层
T3	侵及浆膜下层
T4	穿透浆膜层（脏腹膜）或侵及邻近结构
T4a	穿透浆膜层
T4b	侵及邻近结构

表39　胃癌N分期

N分期	标准
NX	区域淋巴结转移无法确定
N0	无区域淋巴结转移
N1	1~2个区域淋巴结转移
N2	3~6个区域淋巴结转移
N3	大于或等于7个区域淋巴结转移

表40　胃癌M分期

M分期	标准
M0	无远处转移
M1	有远处转移

六、鉴别诊断

胃癌需与胃部其他良、恶性肿瘤进行鉴别，如胃平滑肌瘤、淋巴瘤、间质瘤等。胃平滑肌瘤多见于贲门部，呈等密度，密度均匀，多向腔内突出形成软组织结节或肿块，边缘光整，增强扫描缓慢均匀强化。胃淋巴瘤多见于胃窦、胃体部，胃壁不规则增厚，密度相对均匀，坏死少见，强化程度低于胃癌。胃间质瘤多见于胃体部，可向腔内、腔外或同时腔内外突出生长，密度均匀或不均，可合并溃疡及窦道形成，增强扫描呈中等或显著强化。

第八章

结直肠肿瘤

结直肠癌是我国常见恶性肿瘤之一，其发病率和死亡率均呈上升趋势。结直肠癌常发生于50岁以上者，发病高峰年龄为60~70岁，男性高于女性。结直肠癌是指原发于结直肠黏膜上皮的恶性肿瘤，组织学分类包括腺癌、腺鳞癌和未分化癌等，其中以腺癌多见。病理大体分型分为溃疡型、肿块型和浸润型，其中以溃疡型多见。按照肿瘤发生位置，结肠癌可分为左半和右半结肠癌，直肠癌可分为上段、中段和下段直肠癌。结直肠癌70%~80%发生于直肠和乙状结肠，以直肠最为好发。

一、适应证

肠梗阻、肠缺血、胃肠道出血；炎性肠炎、阑尾炎；结直肠癌。

二、检查方法和操作流程

（一）CT平扫

结直肠CT平扫可发现结直肠占位性病变，以及由占位导致的肠梗阻等继发性改变。但对分期和肝脏转移评估，还需CT增强进一步检查。

1.检查前准备

1周内禁行消化道钡餐检查。检查前1天采取3 L PEG分次剂量方案肠道清洁。检查当天禁食水。肠道充盈：检查前2小时内分次口服纯净水1000~1500 mL，检查时再次口服200~300 mL。检查时除去扫描部位所有可去除的金属物品及可能影响X线穿透力的物品。对患者进行屏气训练，屏气幅度为最大吸气幅度的70%。

2.检查方法

患者仰卧位平躺，双手上举伸直。驼背或不宜仰卧位者可采用俯卧位或侧卧位。先行定位扫描：范围自乳头连线至髂棘连线。据定位像确定扫描范围。

3.扫描参数

表41　结直肠CT平扫扫描参数

项目	内容
扫描体位	仰卧位（困难者可俯卧位或侧卧位）
扫描范围	膈顶至耻骨联合
扫描方式	螺旋扫描
管电压（kVp）	100~120
有效管电流（mAs）	200~300，或自动管电流调制技术（参考剂量水平 $CTDI_{vol}$ <20 mGy，儿童适当降低剂量）
螺距	≈1.0，屏气困难者可增大螺距
旋转时间（s）	0.6~0.8
FOV（mm）	350~400
扫描层厚（mm）	1~2
扫描间距（mm）	1~2

续表

项目	内容
卷积核	软组织,层厚5 mm
窗宽/窗位(HU)	软组织窗[300~400 / 30~40]

（二）CT增强

结直肠CT增强可发现肿物及与周围组织关系，有无肿大淋巴结，明确诊断和分期，还可进一步明确肿瘤远处转移情况。提高结直肠癌肝转移检出率。

1.检查前准备

1周内禁行消化道钡餐检查。检查前1天采取3 L PEG分次剂量方案肠道清洁。检查当天禁食水。肠道充盈：检查前2小时内分次口服纯净水1000~1500 mL，检查时再次口服200~300 mL。检查时除去扫描部位所有可去除的金属物品及可能影响X线穿透力的物品。对患者进行屏气训练，屏气幅度为最大吸气幅度的70%。

2.检查方法

（1）对比剂注射：静注非离子型碘对比剂，用量0.5 gI/kg，流率2.5~3.5 mL/s，追注0.9%生理盐水30 mL。

（2）检查方法：检查前20~30分钟，肌注山莨菪碱10 mg。结直肠CT增强采用双期或三期增强扫描。双期增强：动脉晚期延时35~40 s，门静脉期延时65~70 s。三期增强：动脉期延时25~30 s或采用对比剂跟踪方法，监控位置为腹主动脉腹腔干开口层面，阈值设定为100 HU，门静脉期延时65~70 s，延迟期延时120~150 s。

3. 扫描参数

扫描参数同“CT平扫”。

（三）能量CT

能量CT成像能提高软组织分辨率，量化组织含碘浓度，对空腔脏器疾病诊断是新方法。低能量的单能量图像及碘密度图对于结直肠癌的检出率显著提高，并且提高T分期准确性。能量CT可用平扫方式或增强方式，动脉期低能量图像重建后可做CTA数据进行后处理。

1. 检查前准备

检查前准备同“CT平扫”或“CT增强”。

2. 检查方法

通常结直肠能量CT需要进行增强能谱扫描，检查方法同“CT增强”。

3. 扫描参数

因使用设备不同，扫描方式相差很大。扫描参数见表42。

表 42　结直肠能量CT扫描参数

项目	内容
扫描体位	仰卧位
扫描范围	膈顶至耻骨联合
扫描方式	能谱扫描
管电压(kVp)	视使用设备
管电流(mA)	自动管电流调制技术(参考剂量水平 $CTDI_{vol}$ <20 mGy)
螺距	≈1.0,屏气困难者可增大螺距
旋转时间(s)	0.5~0.6
FOV(mm)	350~400
扫描层厚(mm)	1~2
扫描间距(mm)	1~2
卷积核	软组织,轴位、矢状位、冠状位重建,层厚 5 mm
窗宽/窗位(HU)	软组织窗[300~400 / 30~40]

(四) 仿真内窥镜

结直肠 CTVE 在结直肠疾病诊断中可全面观察结直肠肿瘤、息肉、炎症等病变的形态特征，不仅可显示结直肠病变部位、形态、大小，可明确结直肠癌肠壁受侵范围、周边组织关系及远处转移情况。CTVE 与传统的纤维结肠镜、钡灌肠相比，其优势：①适用范围广，尤其适于高龄体弱、心肺功能不全、脑血管病变后遗症行动不便者，以及急性肠梗阻或其他原因不能耐受传统检查者；②提供肿瘤大小、浸润范围、周边组织关系及远处转移情况；③无创伤。

1. 检查前准备

检查前2天无渣饮食，检查前1天清洁肠道，检查当天空腹。

2. 检查方法

扫描前20~30分钟，肌注山莨菪碱10 mg，以充分扩张肠管，减少肠蠕动造成的干扰。患者仰卧，经肛门注入适量气体（1000~2000 mL，根据肠道充盈和患者耐受程度而定），通过CT定位像观察肠腔内充气是否满意。若充气不满意，可追加气体。气体多选用空气或CO_2，CO_2可减少肠痉挛的发生率。扫描时采用仰卧位与俯卧位相结合进行。

增强检查时，检查方法同“CT增强”。

扫描后，影像数据由后处理工作站进行虚拟内窥镜处理。

3. 扫描参数

扫描参数同“CT平扫”。

三、诊断要点

（一）结直肠癌的CT诊断

早期结直肠癌CT诊断困难、容易漏诊。中晚期结直肠癌主要表现为肠壁局限性或环周性不规则增厚、僵硬，肿块沿肠壁浸润性生长或向腔内、外突出生长，平扫呈等密度或混杂密度，黏液腺癌可合并钙化，肿块较大时常合并坏死，黏膜面毛糙、不规则，部分可伴溃疡形成。浆膜面或外膜面依据肿瘤侵犯程度表现为光滑或毛糙、不规则。肿瘤仍局限于肠壁时，浆膜面或外膜面显示光滑锐利。肿瘤已穿透浆膜面者，浆膜面显示模糊不清或伴有浆膜外条索影。周围脏器受侵时，肿瘤与邻近脏器间脂肪间隙消失。肿瘤侵及肠壁大部分或环周时，容易合并肠腔不规则形狭窄，重者可致不完全性肠梗阻。输尿管受侵犯可见肿瘤与输尿管粘连，受累部位上方的输尿管、肾盂扩张积水。CT增强扫描对癌肿显示更清楚，对肠壁外浸润、邻近结构侵犯和转移评价更具价值。肿瘤合并坏死常表现为不均匀显著强化。此外，CT检查还可清晰显示癌肿继发的肠套叠、肠穿孔、窦道和腹腔脓肿等。

（二）结直肠癌的TNM分期和CT评估

结直肠癌TNM分期见表43，表44，表45。

（1）T分期：由于结直肠壁各层密度差异较小，常规CT扫描无法区分肠管壁各层结构，因而无法区分Tis—T2期肿瘤。Tis—T2期肿瘤在CT图像上显示为外缘光滑的病变。T3期肿瘤浆膜层毛糙，可见尖角样改变。T4期肿瘤可见肿瘤周围的脂肪浸润，可见索条样或结节样改变，或累及邻近脏器。T4可分为T4a和T4b。侵犯浆膜面（脏腹膜）的肿瘤称为T4a。穿孔的肿瘤，其肿瘤细胞通过炎症与浆膜表面连续，也被认为是T4a。在无腹膜覆盖的结肠和直肠区域，如升降结肠后侧和直肠中下部，T4a则不适用。直接侵犯邻近器官或结构的肿瘤被认为是T4b。

（2）N分期：结直肠癌的区域淋巴结位于：①沿着供应结肠和直肠的主要血管走行；②沿着边缘动脉血管弓；③靠近结肠，即沿着结肠系膜边缘。结直肠每节段的区域淋巴结见表46。需要注意的是，转移到肿瘤引流区以外的非区域淋巴结，应视为远处转移。

（3）M分期：结直肠癌远处转移包括肝脏、肺、腹膜、卵巢、骨、脑等，其中以肝最多见。肝转移主要为门静脉血行转移，常多发，部分可见钙化。结直肠癌卵巢转移发生率较高，双侧卵巢受累多见。

表43　结直肠癌T分期

T分期	标准
TX	原发肿瘤无法评估
T0	无原发肿瘤证据
Tis	原位癌:侵及固有层,未穿透黏膜肌层
T1	侵及黏膜下层
T2	侵及固有肌层
T3	侵及浆膜下层或侵犯无腹膜覆盖的结肠旁或直肠旁组织
T4	穿透脏腹膜和/或直接侵犯其他器官或组织结构
T4a	穿透脏腹膜
T4b	直接侵犯其他器官或组织结构

表44　结直肠癌N分期

N分期	标准
NX	区域淋巴结转移无法确定
N0	无区域淋巴结转移
N1	1~3个区域淋巴结转移,或无区域淋巴结转移、但存在任意数目的肿瘤结节
N1a	1个区域淋巴结转移
N1b	2~3个区域淋巴结转移
N1c	无区域淋巴结转移,但浆膜下、肠系膜内,或无腹膜覆盖的结肠/直肠周围组织内有肿瘤结节
N2	大于或等于4个区域淋巴结转移
N2a	4~6个区域淋巴结转移

续表

N分期	标准
N2b	大于或等于7个区域淋巴结转移

表45　结直肠癌M分期

M分期	标准
M0	无远处转移
M1	有远处转移
M1a	转移局限于单个远离部位或器官,无腹膜转移
M1b	转移分布于2个及以上的远离部位或器官,无腹膜转移
M1c	腹膜转移伴或不伴有其他器官转移

表46　结直肠各节段的区域淋巴结

肠段	区域淋巴结
盲肠	回结肠、右结肠淋巴结
升结肠	回结肠、右结肠、中结肠淋巴结
肝曲	右结肠、中结肠淋巴结
横结肠	右结肠、中结肠、左结肠、肠系膜下淋巴结
脾曲	中结肠、左结肠、肠系膜下淋巴结
降结肠	左结肠、肠系膜下淋巴结
乙状结肠	乙状结肠、左结肠、直肠上(痔)、肠系膜下、直肠乙状结肠淋巴结
直肠	直肠上/中/下(痔)、肠系膜下、髂内、直肠系膜(直肠周)、骶外侧、骶骨前、骶骨岬淋巴结

四、鉴别诊断

结直肠癌主要与肠结核、Crohn病、淋巴瘤及间质瘤等进行鉴别。增殖型的回盲部结核常回肠末端与盲肠同时受累，可有回盲部上提短缩、结肠袋消失的表现。Crohn病好发于回肠及右半结肠，病变呈节段性、跳跃性生长，易发生窦道及肠梗阻。肠道淋巴瘤一般密度较为均匀，轻中度强化，可表现为肠腔动脉瘤样扩张，少有管腔缩窄等梗阻表现。间质瘤表现为腔内边界光滑的圆形、类圆形软组织密度肿块，腔内面可见坏死、浅表溃疡，肿块内可见片状不规则低密度坏死区，肿块内坏死区与胃肠道腔相通时，可见对比剂充盈。

第九章

肾脏肿瘤

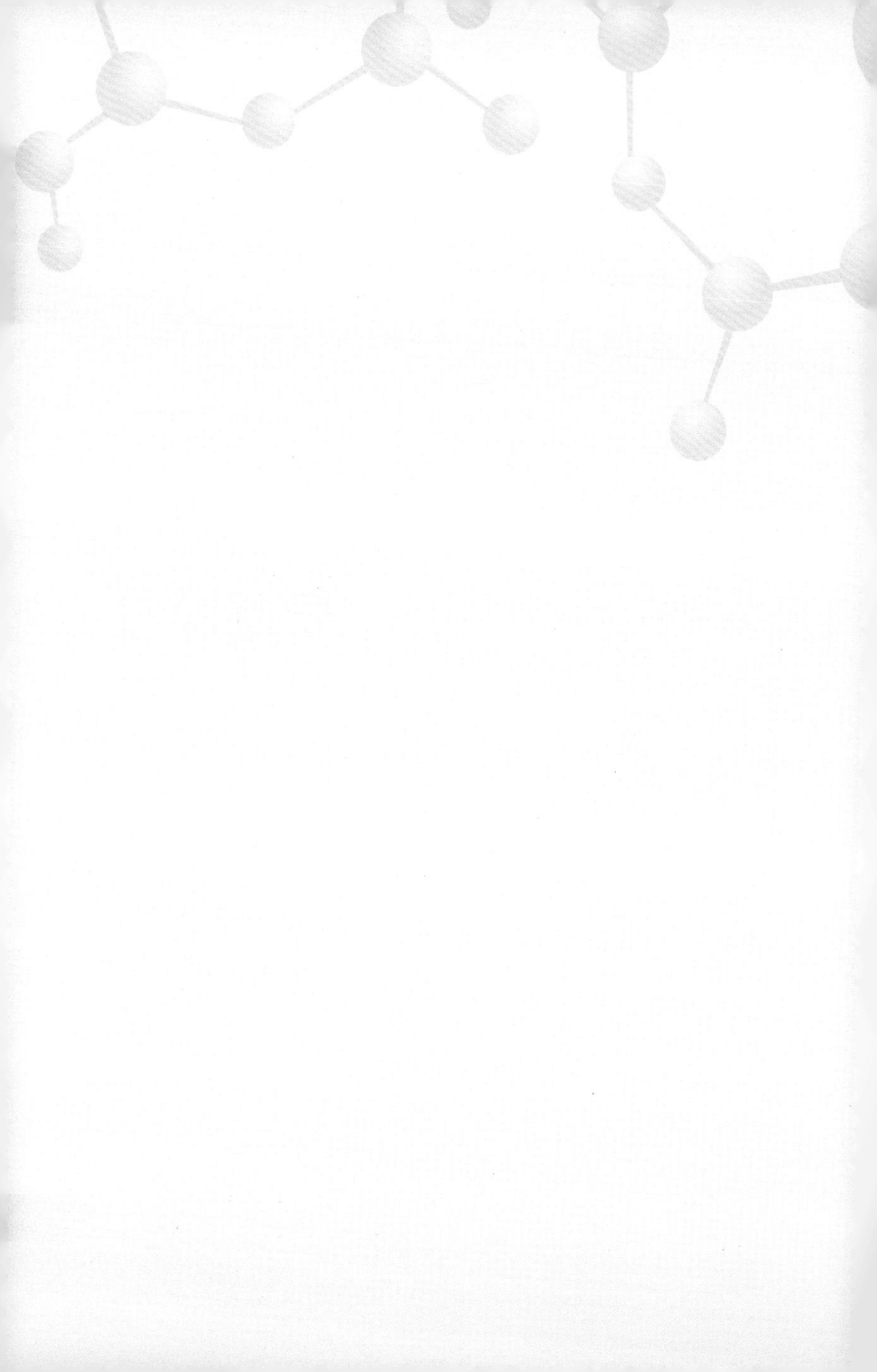

肾细胞癌（下称肾癌）是肾脏最常见的原发性恶性肿瘤，占肾脏恶性肿瘤的90%左右。肾癌起源于近端肾小管，最常见病理类型为透明细胞癌，约占肾癌85%以上，其次为乳头状肾癌和肾嫌色细胞癌，其他亚型少见。肾癌多为单发，也可多中心起源，少数为双肾同时发生。小肾癌一般是指长径小于3 cm的肾癌，恶性程度相对较低，生长慢，远处转移少。血尿是肾癌最常见临床症状，为肿瘤侵犯肾盂或输尿管所致，早期肾癌常无症状。腹部CT是肾癌和肾盂癌诊断和分期的常用影像学手段，对小于1 cm肾癌显示率超过50%。CT可较准确地判断肾癌外侵、淋巴结转移和远处转移，分期准确性在72%~90%之间。

一、适应证

肾脏良恶性肿瘤的诊断和鉴别诊断、肾先天畸形、肾脏外伤、肾脓肿和肾周脓肿、肾梗死、肾囊性病变、肾结石、肾盂积水、慢性感染（肾结核、黄色肉芽肿性肾盂肾炎、慢性肾炎等）、肾血管病变（肾动脉瘤、肾动静脉瘘、肾血管狭窄和闭塞等）。

二、检查方法和操作流程

（一）CT平扫

肾脏CT平扫可显示肾肿瘤形态、位置、大小、范围，外伤后肾脏损伤及有无肾脏出血，肾脏炎症、脓肿及结石。

1. 检查前准备

1周内禁行消化道钡餐检查。检查前4小时内禁食，不禁水。检查前30分钟口服纯净水500~800 mL，检查时再口服200~300 mL。需口服对比剂者，将碘对比剂按照1.2%~2%浓度稀释后，于检查前30分钟口服500~800 mL，检查时再口服200~300 mL。检查时除去扫描部位所有可去除的金属物品及可能影响X线穿透力的物品，并进行呼吸训练。

2. 检查方法

检查时患者仰卧位平躺，双手上举伸直。驼背或不宜仰卧位者可采用俯卧位或侧卧位。对患者进行屏气训练，屏气幅度为最大吸气幅度的70%。常规先行定位扫描，扫描范围为自乳头连线至髂嵴连线。根据定位像设定扫描方案。检查时需对患者进行相应辐射防护。

3. 扫描参数

表47 肾脏CT平扫扫描参数

项目	内容
扫描体位	仰卧位
扫描范围	肾上极至肾下极
扫描方式	螺旋扫描
管电压(kVp)	100~120
有效管电流(mAs)	200~300,或自动管电流调制技术(参考剂量水平 $CTDI_{vol}$ < 20 mGy,儿童适当降低剂量)
螺距	≈1.0,屏气困难者可增大螺距
旋转时间(s)	0.6~0.8
FOV(mm)	350~400
扫描层厚(mm)	1~2
扫描间距(mm)	1~2
卷积核	软组织,层厚5 mm
窗宽/窗位(HU)	软组织窗[300~400/ 30~40]

(二) CT增强

肾脏CT增强能显示肾实质强化与肾盂输尿管充盈情况，肿瘤位置、大小和范围、浸润程度、有无淋巴结转移和脏器转移，肿瘤分期，肿瘤与周围血管关系及肾血管病变。

1. 检查前准备

1周内禁行消化道钡餐检查。检查前4小时内禁食，不禁水。检查前30分钟口服纯净水500~800 mL，检查时再口服200~300 mL。检查时除去扫描部位所有可去除的金属物品及可能影响X线穿透力的物品，并对患者进行呼吸训练。

2.检查方法

（1）对比剂注射：静注非离子型碘对比剂，用量0.5 gI/kg，流率2.5~3.5 mL/s。

（2）增强方法：肾脏增强CT常用到三期增强扫描。皮质期延时25~30 s，或采用对比剂智能跟踪技术，跟踪位置为腹主动脉肾动脉开口处，阈值100。髓质期延时90~110 s，分泌期延时3~5分钟。

3.扫描参数

扫描参数同“CT平扫”。

（三）CTA

肾脏CTA可显示肾动脉疾病，如肾动脉硬化、肾动脉狭窄、肾动脉瘤、肾动脉夹层等，以及副肾动脉；肾静脉疾病，如肾静脉瘤栓、肾静脉曲张等；肾脏梗死与坏死；肾包膜下及肾周血肿；肾动静脉瘘、输尿管静脉曲张、肾血管瘤等。

1. 检查前准备

检查前准备同“CT增强”。

2. 检查方法

（1）对比剂注射：静注非离子型碘对比剂0.5 gI/kg，流率3.0~3.5 mL/s，跟注0.9%生理盐水30 mL。

（2）增强方法：采用对比剂跟踪法，监控位置为腹主动脉肾动脉开口层面，阈值设定为150。

3. 扫描参数

表48 肾脏CTA扫描参数

项目	内容
扫描体位	仰卧位
扫描范围	全肾脏
扫描方式	螺旋扫描
管电压(kVp)	100~120
管电流(mA)	自动管电流调制技术(参考剂量水平 $CTDI_{vol}$ <20 mGy,儿童适当降低剂量)
螺距	0.7~1.0
旋转时间(s)	0.5~0.6
FOV(mm)	350~400
扫描层厚(mm)	1~2
扫描间距(mm)	1~2
卷积核	软组织,层厚5 mm
窗宽/窗位(HU)	软组织窗[300~400 / 30~40]

（四）能量CT

肾脏能量CT可提供单能量、碘密度图及有效原子序数图等多参数图像，可为疾病诊断提供更多有价值信息。低能级单能量图像能增加异常强化病变与背景组织对比度，有利于小病灶检出，以及提高肿瘤周边血管显示度及肿瘤—血管对比度，优化肿瘤术前分期的评估。不同组织由于本身密度、增强后组织内对比剂含量的不同，其能谱曲线表现也不同，可作为诊断和鉴别诊断的基础。碘密度图能够反映局部组织轻微的异常强化，从而有利于常规CT增强图像上等密度病灶的检出。推荐使用低能级单能量图像（40 keV）及碘密度图，提高小的富血供肿瘤、小的隐匿的相对乏血供肿瘤及小转移瘤的检出率及定位准确性，从而提高术前评估准确性。能量CT可用平扫方式或增强方式，动脉期低能量段VMIs图像重建后可做CTA数据进行后处理。

1.检查前准备

检查前准备同“CT平扫”或“CT增强”。

2.检查方法

肾脏能量CT常用增强方法，检查方法同“CT增强”。

3. 扫描参数

因使用设备不同，扫描方式相差很大。扫描参数见表49。

表49 肾脏能量CT扫描参数

项目	内容
扫描体位	仰卧位
扫描范围	全肾脏
扫描方式	能谱扫描
管电压(kVp)	视使用设备
管电流(mA)	自动管电流调制技术(参考剂量水平 $CTDI_{vol}$ <20 mGy)
螺距	≈1.0,屏气困难者可增大螺距
旋转时间(s)	0.5~0.6
FOV(mm)	350~400
扫描层厚(mm)	1~2
扫描间距(mm)	1~2
卷积核	软组织,层厚5 mm
窗宽/窗位(HU)	软组织窗[300~400 / 30~40]

（五）CT尿路成像

CT尿路成像（CT urography，CTU）是经静注对比剂后，对比剂经肾脏排泄，使肾盂、肾盏、输尿管及膀胱充盈，再行CT扫描。后期使用后处理软件进行三维重建，从而得出类似静脉肾盂造影的图像，从任意角度全方位观察病变与邻近组织间的关系。相比静脉肾盂造影优势在于可呈现三维图像。对泌尿系统先天畸形、泌尿系统肿瘤、泌尿系统结核、炎性病变、术后输尿管损伤程度的评估、盆腔病灶累及输尿管和膀胱情况的评估，CTU都有很大临床意义。

1. 检查前准备

1周内禁行消化道钡餐检查。检查前4小时内禁食，不禁水。检查前1小时口服纯净水800~1000 mL，检查时再口服200~300 mL。检查时除去扫描部位所有可去除的金属物品及可能影响X线穿透力的物品，并对患者进行呼吸训练。

2. 检查方法

（1）对比剂注射方案：检查前20~30分钟，肌注山莨菪碱10 mg，以减少胃肠和输尿管蠕动伪影。静脉注射非离子型碘对比剂，用量0.5 gI/kg，注射流率2.5~3.5 mL/s。

（2）增强方法：采用三期增强扫描。皮质期延时25~30 s，或采用对比剂智能跟踪技术，跟踪位置为腹主动脉肾动脉开口处，阈值100。髓质期延时90~110 s，延迟期延时20~40分钟或更长。后处理工作站进行MPR、

CPR、MIP和VR重建。

3.扫描参数

表50　CTU扫描参数

项目	内容
扫描体位	仰卧位（困难者可俯卧位或侧卧位）
扫描范围	肾上极至耻骨联合
扫描方式	螺旋扫描
管电压（kVp）	100~120
有效管电流（mAs）	200~300，或自动管电流调制技术（参考剂量水平 $CTDI_{vol}$ <20 mGy）
螺距	≈1.0，屏气困难者可增大螺距
旋转时间（s）	0.6~0.8
FOV（mm）	350~400
扫描层厚（mm）	1~2
扫描间距（mm）	1~2
卷积核	软组织，层厚5 mm
窗宽/窗位（HU）	软组织窗[300~400 / 30~40]

三、诊断要点

（一）肾癌的CT诊断

透明细胞癌常位于肾皮质，乳头状癌可位于肾皮质及肾髓质，嫌色细胞癌中心常位于肾髓质。CT平扫常表现为肾实质内单发病灶，呈稍低密度或等密度，少数为略高密度，肾脏稍高密度病变更常见于乏脂性血管平滑肌脂肪瘤。小肾癌常密度均匀，较大病灶内部密度常不均匀，可伴有囊变或边缘不清的低密度坏死区，部分可见钙化。常造成肾脏轮廓局部外突，肿瘤边缘清或不清。进展期肾癌易累及肾窦脂肪和肾盂，并向外侵及肾周脂肪致肾周脂肪密度增高、肾周间隙有结节或肿块、肾周筋膜增厚。肾癌易侵及肾静脉或肾静脉分支，并可进一步侵及下腔静脉，表现为上述血管增粗、内见低密度充盈缺损。进展期肾癌可侵及同侧肾上腺。增强扫描肾癌的强化方式和程度与病理亚型有关。透明细胞癌皮质期实性成分常显著不均匀强化，强化程度等于或略高于正常肾皮质，瘤内见迂曲杂乱的血管影可与良性肿瘤鉴别，实质期强化程度迅速减低呈低密度。乳头状肾癌为乏血供肿瘤，易坏死囊变，增强扫描轻度均匀强化或边缘强化，实质期密度有增高趋势。嫌色细胞癌体积通常较大，皮质期轻到中度强化，密度低于肾皮质，高于肾髓质，而肾实质期及排泄期肿瘤密度减低。

（二）肾癌的TNM分期和CT评估

肾癌TNM分期见表51，表52，表53。

（1）T分期：T1和T2期肾癌CT显示位于肾包膜内，边缘光整，如位于肾包膜下，也可局限性向外膨出。

T3：肾周间隙内散在软组织密度结节和肿块、但是未超过肾周筋膜是T3a的可靠征象，但敏感性不足50%。肾周脂肪间隙模糊不清见于大多数T3期肾癌，但相当一部分的T1和T2期肾癌由于水肿、血管充血或纤维化也可出现肾周脂肪密度增高。肾癌侵及肾窦脂肪在CT上缺乏特异性征象，常被低估，大于5~8 cm的肾癌，尤其是肿瘤与肾窦脂肪界面不规则者应考虑到侵及肾窦脂肪的可能。肿瘤侵及肾盂肾盏的可靠征象为其内的充盈缺损。肾癌侵及肾静脉和下腔静脉表现为静脉内的充盈缺损，可靠性较高。肾静脉分支内的瘤栓较肾静脉主干和下腔静脉内的瘤栓更难发现。通常较难鉴别静脉内的血栓和瘤栓，如果见到栓子的强化提示为瘤栓可能，能谱CT在鉴别血栓和瘤栓方面具有较大价值。T4：当肿瘤侵透肾周筋膜时，伴或不伴邻近脏器受累为T4期的可靠征象。连续性侵犯同侧肾上腺为T4，但当肾癌转移至同侧肾上腺时，应分为M1而不是T4。

（2）N分期：区域淋巴结为肾门、腹主动脉和下腔静脉旁淋巴结。单、双侧不影响N分期。一般以1 cm作为肾癌淋巴结转移的标准，但肾癌反应性增生的淋巴结大于1 cm者并不少见。淋巴结出现坏死是转移的可靠征象。另外，转移淋巴结的强化方式与原发灶的强化方式类似可提示诊断。

（3）M分期：肾癌远处转移在术后1~2年发生，远处转移常见于肺、纵隔及肺门淋巴结、骨骼和肝脏，转移灶常为富血供。但肾癌常发生迟发性转移，在肾癌术后10年甚至20年以后仍可见转移。CT是发现肾癌肺转移的最敏感的影像学方法，多为结节状，因肾癌肺转移容易出血致其边缘模糊或伴有磨玻璃影。肾癌也是最容易转移至肺门及纵隔淋巴结的胸外肿瘤之一。胰腺是肾癌迟发性血行转移的常见部位，有时甚至是唯一的转移脏器，多为富血供，有时容易误诊为胰腺神经内分泌肿瘤。

表51 肾癌T分期

T分期	标准
TX	原发肿瘤无法评估
T0	无原发肿瘤证据
T1	肿瘤局限于肾脏,最大径小于或等于7 cm
T1a	最大径小于或等于4 cm
T1b	最大径大于4 cm,但小于或等于7 cm
T2	肿瘤局限于肾脏,最大径大于7 cm
T2a	最大径大于7 cm,但小于或等于10 cm
T2b	最大径大于10 cm

续表

T分期	标准
T3	侵及大静脉或除同侧肾上腺外的肾周组织,但未超过肾周筋膜
T3a	侵及肾静脉或肾静脉分支,或肿瘤侵入肾盂肾盏系统,或侵犯肾周脂肪、肾窦脂肪,但是未超过肾周筋膜
T3b	侵及膈肌下的下腔静脉
T3c	侵及膈肌上的下腔静脉或侵及下腔静脉壁
T4	侵及肾周筋膜,包括侵及邻近肿瘤的同侧肾上腺

表52　肾癌N分期

N分期	标准
NX	区域淋巴结转移无法确定
N0	无区域淋巴结转移
N1	有区域淋巴结转移

表53　肾癌M分期

M分期	标准
M0	无远处转移
M1	有远处转移

四、鉴别诊断

容易误诊为肾癌的良性肿瘤为血管平滑肌脂肪瘤，可伴或不伴结节性硬化，其中内有显著脂肪成分者与肾癌不难鉴别。典型的乏脂性血管平滑脂肪瘤平扫常为密度均匀的略高密度灶，而肾癌以等低密度多见并常见更低密度的坏死区，以血管成分为主的血管平滑肌脂肪瘤显著强化且强化持续时间明显长于肾癌。黄色肉芽肿性肾盂肾炎80%可见肾盂和肾盏钙化，肾实质被多发囊性灶取代，增强扫描囊性病变边缘强化可与肾癌鉴别。肾盂癌与肾癌较难鉴别，前者起源于肾盂，以肾盂为中心向周围侵犯肾实质，可见肾积水，增强扫描常呈乏血供，肾癌侵犯肾静脉和下腔静脉远较肾盂癌常见。

第十章

输尿管肿瘤

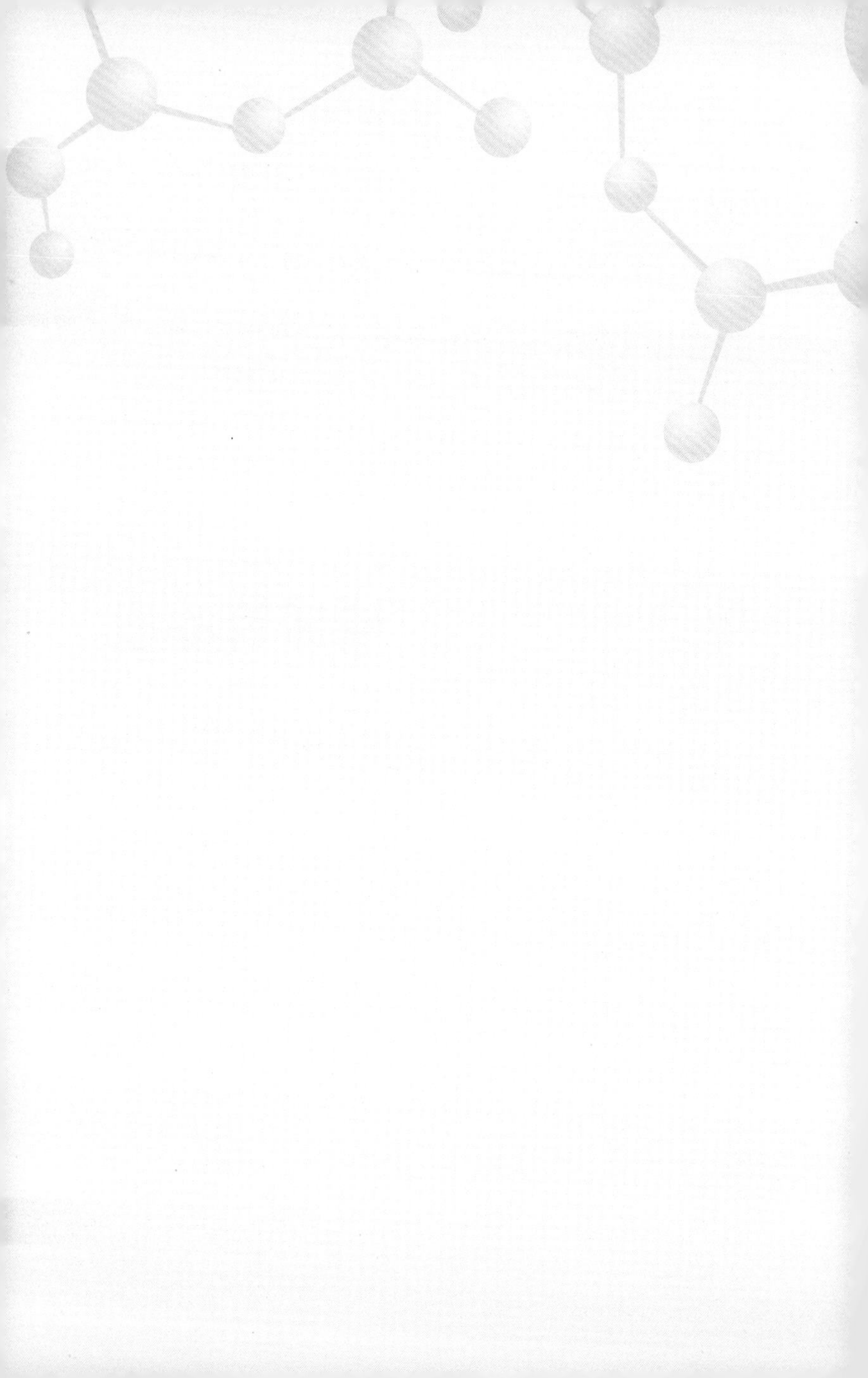

输尿管肿瘤较少见，其病理类型90%为尿路上皮癌，其他上皮肿瘤如鳞癌、腺癌等均少见。输尿管癌多见于成年人，40岁以下罕见，男性发病率是女性的2~3倍。尿路上皮癌可单发或多发，90%以上为肾盂癌蔓延或种植所致，也可由膀胱癌向上逆行所致。输尿管癌主要症状为肉眼或镜下血尿，占70%~90%。由于输尿管壁较薄，外侵常见，容易发生淋巴结和血行转移，预后较差。CT对输尿管肿瘤的诊断和分期价值较大，可清晰显示输尿管癌的外侵、淋巴结转移及远处转移。

一、适应证

输尿管CT检查可很好显示输尿管肿瘤位置、形态、大小、范围，输尿管梗阻及输尿管结石。

二、检查方法和操作流程

输尿管CT检查通常是和肾脏及膀胱联合进行扫描。检查方法及操作流程与肾脏CT检查相同。

三、诊断要点

（一）输尿管癌的CT诊断

输尿管癌以下段较为常见，CT平扫常表现为输尿管走行区软组织密度影。病灶较小时常呈圆形，外膜面光整。较大病灶常表现为边缘不清的软组织密度影，并与周围结构分界不清，密度不均，内可见液化坏死区。近端输尿管和肾盂常见扩张积液。增强扫描病变轻中度强化，排泄期可见病变局部管腔狭窄，管壁不均匀增厚，腔内见充盈缺损。CT扫描可显示肿瘤对周围脏器的侵犯、周围淋巴结转移及远处转移。

（二）输尿管癌的TNM分期和CT评估

输尿管癌TNM分期见表54，表55，表56。

因为CT无法确定肿瘤浸润深度，故难以确定Ta—T2期肿瘤，T2期及以下肿瘤常表现为外膜面清晰的圆形肿物。因CT可有效显示肿瘤对输尿管周围的浸润，所以对T3和T4期肿瘤有较高的准确性。T3期输尿管癌常表现为病变形态不规则，周围脂肪间隙模糊或伴有条索状影。T4期肿瘤表现为肿瘤包埋腹主动脉、下腔静脉等大血管，累及范围大于90°，二者之间脂肪间隙消失，或侵及相邻的脏器如腰大肌等。区域淋巴结为肾门、腹主动脉和下腔静脉周围淋巴结，还包括输尿管周围淋巴结和盆腔淋巴结，单、双侧不影响N分期。

表54　输尿管癌T分期

T分期	标准
TX	原发肿瘤无法评估

续表

T分期	标准
T0	无原发肿瘤证据
Ta	非侵袭性乳头状瘤
Tis	原位癌
T1	侵及上皮下结缔组织
T2	侵及肌层
T3	侵犯超过肌层达输尿管周围脂肪组织
T4	侵及邻近器官或经肾侵及肾周脂肪组织

表55 输尿管癌N分期

N分期	标准
NX	区域淋巴结转移无法确定
N0	无区域淋巴结转移
N1	单个淋巴结转移,最大径小于或等于2 cm
N2	单个淋巴结转移,最大径大于2 cm;或多个淋巴结转移

表56 输尿管癌M分期

M分期	标准
M0	无远处转移
M1	有远处转移

四、鉴别诊断

输尿管癌主要与输尿管结石和血凝块、输尿管结核、输尿管转移等疾病进行鉴别。阴性结石和血凝块CT值均显著高于肿瘤，结石CT值常在180 HU以上，外膜面相对光整，增强无强化是鉴别的关键。输尿管结核表现为输尿管壁长段增厚，无结节或肿块影，同时可伴有相应的肾脏及膀胱改变，与肿瘤不难鉴别。输尿管转移较少见，胃癌、肾癌、乳腺癌、肺癌等均可以转移至输尿管，影像与原发输尿管肿瘤不易鉴别。其他一些肿瘤如乳腺癌、胃癌可转移至腹膜后，导致腹膜后纤维组织增生并累及输尿管导致输尿管积水，称为恶性腹膜后纤维化，应该结合病史和肿瘤标志物进行鉴别。

第十一章

膀胱肿瘤

膀胱肿瘤分为上皮性肿瘤和非上皮性肿瘤，前者为主，约占膀胱肿瘤的95%，其中大多数为恶性，即膀胱癌。膀胱癌多为尿路上皮癌，过去也被称为移行细胞癌，少数为鳞癌、腺癌、小细胞癌等。非上皮性肿瘤少见，包括嗜铬细胞瘤、平滑肌瘤和淋巴瘤等。

一、适应证

膀胱和输尿管肿瘤、膀胱肿瘤与前列腺肿瘤或增生的鉴别诊断、膀胱异常（畸形、输尿管异位开口、囊肿等）、膀胱结石、治疗后的随访等。

二、检查方法和操作流程

（一）CT平扫

膀胱CT平扫可以清楚显示膀胱壁厚度，能够显示膀胱肿瘤、肿瘤范围、周围组织器官侵犯情况、盆腔淋巴结转移等，需要CT增强进一步明确诊断。常与肾脏CT和输尿管CT联合检查。

1.检查前准备

1周内禁行消化道钡餐检查。检查前4~6小时内空腹。检查前60分钟口服纯净水800~1000 mL，或检查前2小时口服1%~2%碘对比剂800~1000 mL，以充盈小肠和结肠，待膀胱胀满感觉时进行检查。检查时除去扫描部位所有可去除的金属物品及可能影响X线穿透力的物品，并对患者进行呼吸训练。

2.检查方法

检查时患者仰卧位平躺，双手上举伸直。驼背或不宜仰卧位者可采用俯卧位或侧卧位。对患者进行屏气训练，屏气幅度为最大吸气幅度的70%。常规先行定位扫描，扫描范围为自髂嵴连线至耻骨联合下10 cm。根据定位像设定扫描方案。检查时需要对患者进行相应的辐射防护。

3.扫描参数

表57 膀胱CT平扫扫描参数

项目	内容
扫描体位	仰卧位(困难者可俯卧位或侧卧位)
扫描范围	髂翼下缘至耻骨联合下缘
扫描方式	螺旋扫描
管电压(kVp)	100~120
有效管电流(mAs)	200~300,或自动管电流调制技术(参考剂量水平 $CTDI_{vol}$ <20 mGy)
螺距(pitch)	≈1.0,屏气困难者可增大螺距
旋转时间:(s)	0.6~0.8
FOV(mm)	350~400
扫描层厚(mm)	1~2
扫描间距(mm)	1~2

续表

项目	内容
卷积核	软组织，层厚 5 mm
窗宽/窗位（HU）	软组织窗[300~400 / 30~40]

（二）CT增强

膀胱CT增强可清楚显示膀胱壁厚度，能够发现膀胱肿瘤并显示肿瘤范围、膀胱壁浸润情况、周围组织器官侵犯情况、盆腔淋巴结转移情况，可用于膀胱癌分期以及疗效评估等。常与肾脏和输尿管CT增强联合检查。

1. 检查前准备

1周内禁行消化道钡餐检查。检查前4~6小时内禁食，不禁水。检查前60分钟口服纯净水800~1000 mL，待膀胱胀满感觉时进行检查。

2. 检查方法

（1）对比剂注射：静注非离子型碘对比剂，用量0.5 gI/kg，流率2.5~3.5 mL/s。

（2）增强方法：膀胱增强CT常用到三期增强扫描。动脉期延时30~35 s，静脉期延时60~75 s，延迟期30~60分钟行仰卧位、俯卧位（或侧卧位）扫描。

3. 扫描参数

扫描参数同“CT平扫”。

（三）CT尿路成像

检查方法与肾脏CTU相同。

三、注意事项

（1）体位正中，检查符合按诊断要求，图像上无因设备故障造成伪影。

（2）图像采集和重建参数符合影像诊断需求，预置窗宽和窗位符合要求，增强检查期相符合临床诊断要求。

（3）清晰分辨小肠、乙状结肠、直肠、膀胱等组织与血管。

（4）碘对比剂的使用要遵照说明书及相关要求执行。

（5）辐射剂量应符合GBZ 130—2020规定的 $CTDI_{vol} < 20$ mGy。

四、危急值

当出现以下危急征象时，要启动危急值管理方案：急腹症（急性胃肠道穿孔、肠梗阻、肠套叠、肠扭转、脏器出血）；严重外伤。

五、诊断要点

（一）膀胱癌的CT表现

膀胱癌主要表现为自膀胱壁突入膀胱腔内的软组织密度结节或肿块，好发于膀胱三角区和两侧壁，大小不等，表面常凹凸不平，可有溃疡，肿瘤与膀胱壁相连的基底部多较宽，少数者呈蒂状相连，密度不一，部分可伴有点状或结节状钙化。部分膀胱癌可仅表现为膀胱壁局部不规则形增厚，内壁毛糙。增强扫描肿瘤多均匀强化，坏死少见，延迟扫描膀胱腔内充盈对比剂，肿瘤可清晰显示。

（二）膀胱癌的TNM分期和CT评估

膀胱癌TNM分期见表58，表59，表60。因为CT无法确定肿瘤浸润深度，故难以确定Ta—T2期肿瘤，T2期及以下肿瘤常表现为膀胱腔内软组织密度结节，膀胱外壁光滑。CT可以显示肿瘤对膀胱周围的浸润，因此对T3和T4期膀胱癌有较高的准确性。T3期肿瘤常表现为膀胱外壁毛糙、不规则，周围脂肪间隙模糊或伴有条索状影。T4期肿瘤表现为肿瘤与邻近脏器之间脂肪间隙消失，肿瘤侵及相邻的脏器如前列腺、精囊等。区域淋巴结为真正的盆腔淋巴结，即髂总动脉分叉以下的盆腔淋巴结，N分期由区域淋巴结转移的数目和位置决定。远处转移最常见于腹膜后淋巴结、肺、骨骼和肝脏等。

表58　膀胱癌T分期

T分期	标准
TX	原发肿瘤无法评估
T0	无原发肿瘤证据
Ta	非侵袭性乳头状瘤
Tis	尿路上皮原位癌："扁平瘤"
T1	侵犯固有层(上皮下结缔组织)
T2	侵犯肌层
T2a	侵犯浅肌层(深度<1/2)
T2b	侵犯深肌层(深度>1/2)
T3	侵犯膀胱周围软组织
T3a	镜下侵犯
T3b	肉眼侵犯(膀胱外肿块)
T4	侵犯膀胱外，累及以下任一部位：前列腺、精囊、尿道、阴道、骨盆壁、腹壁
T4a	侵犯膀胱外，累及前列腺、尿道、阴道
T4b	侵犯膀胱外，累及骨盆壁、腹壁

表59　膀胱癌N分期

N分期	标准
NX	区域淋巴结转移无法确定
N0	无区域淋巴结转移
N1	真骨盆内单个区域淋巴结转移(膀胱周围、闭孔、髂内外、骶淋巴结)

续表

N分期	标准
N2	真骨盆内多个区域淋巴结转移(膀胱周围、闭孔、髂内外、骶淋巴结)
N3	转移至髂总淋巴结

表60 膀胱癌M分期

M分期	标准
M0	无远处转移
M1	有远处转移
M1a	超出髂总淋巴结群的淋巴结转移
M1b	无淋巴结远处转移

六、鉴别诊断

膀胱癌主要需与其他类型膀胱肿瘤进行鉴别，由于膀胱癌与其他类型膀胱肿瘤有相似的影像学表现，鉴别多较困难，最终需要膀胱镜活检明确诊断。此外，还需要与膀胱内阴性结石、血块等进行鉴别，阴性结石和血块均可造成膀胱内充盈缺损，但变换体位二者多有位置移动，增强扫描均无强化。

第十二章

对比剂不良反应

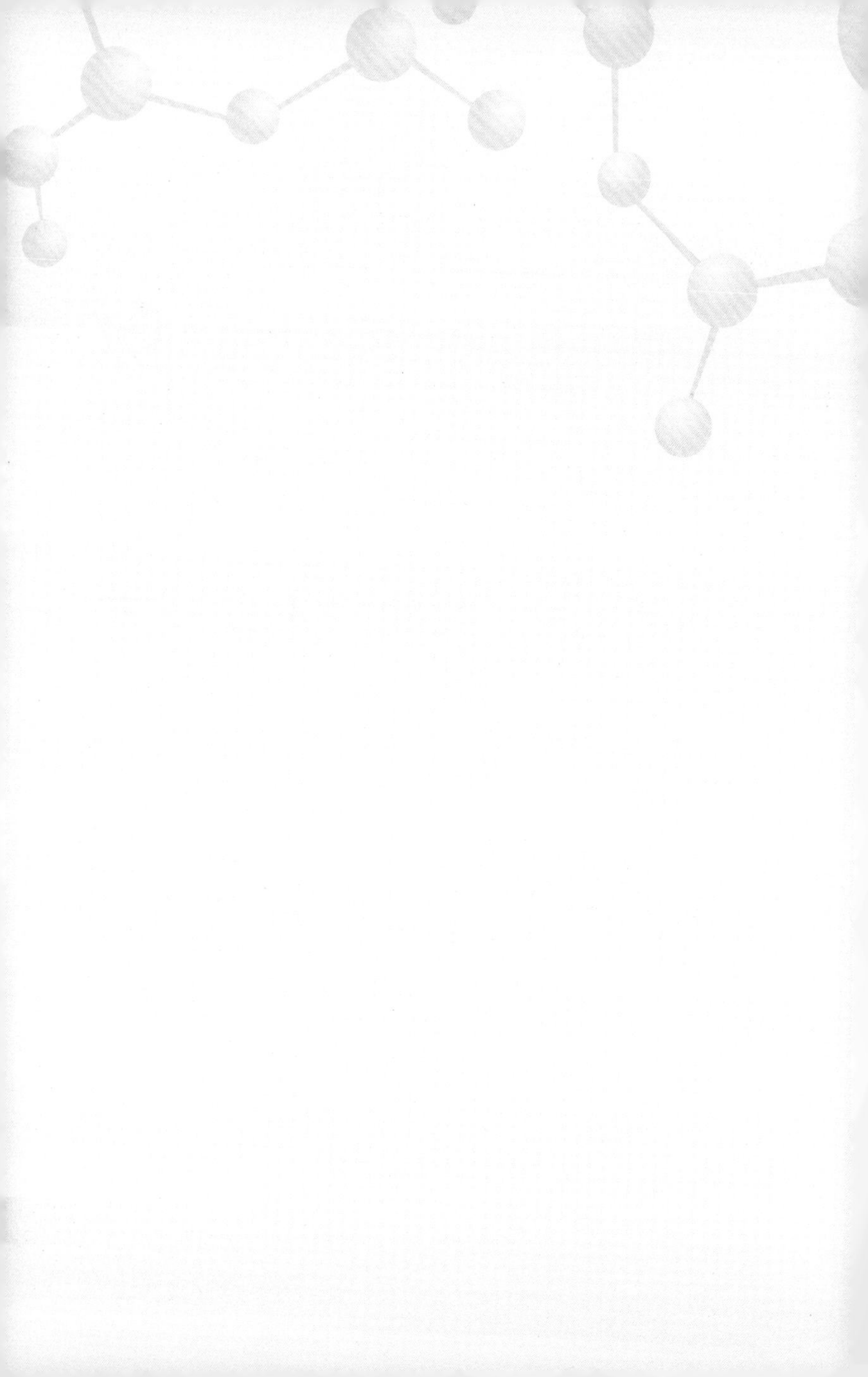

CT增强检查是肿瘤诊断、分期、治疗评估及随访必不可少的检查手段，其对恶性肿瘤患者规范诊疗至关重要。CT增强检查需向人体注入对比剂，常用碘对比剂，可提高图像对比度，有利肿瘤组织显示。恶性肿瘤患者可能存在身体素质状况不佳及潜在其他靶器官或组织受损，其在接受CT增强检查时很易出现因肿瘤本身、肿瘤相关并发症和药物所导致的不良反应。因此有必要进行全流程的安全管理和个性化处置。

一、碘对比剂分类及使用

碘对比剂的分类：离子型和非离子型；单聚体和双聚体；高渗、次高渗（低渗）和等渗。碘对比剂的发展经历了从离子型到非离子型、从高渗到次高渗直至等渗的过程。目前临床常用的碘对比剂以等渗和次高渗对比剂为主。报道显示非离子型对比剂的安全性明显高于离子型对比剂，因此国内外指南均推荐非离子型次高渗或等渗碘对比剂。

使用剂量应遵循产品说明书中规定的剂量。在满足成像/诊断的前提下，建议使用最低剂量的碘对比剂。碘对比剂的最大使用剂量可参考Cigarroa计算公式：[5 mL×体重（kg）/血清肌酐（mg/dL）]（总量不超过300 mL）。存放条件必须符合产品说明书要求，使用前建议加温至37 ℃，并放置在恒温箱中。建议在使用碘对比剂前6~12小时至使用后24小时内，对患者给予水化。使用碘对比剂前，应向患者或其监护人告知对比剂使用的适应证、禁忌证、可能发生的不良反应和注意事项，并签署“含碘对比剂使用知情同意书”。注射对比剂后，患者应在医疗环境内留观30分钟。

二、碘对比剂适应证和禁忌证

临床应严格掌握药品说明书中的适应证，避免不必要检查。各类碘对比剂产品说明书也均有详细记载禁忌证，具体禁忌证以使用的碘对比剂产品说明书为准。

（一）绝对禁忌证

甲状腺功能亢进未行治疗者。

（二）过敏样不良反应的高危因素

（1）既往使用碘对比剂发生过敏再次使用相同碘对比剂的患者（5倍风险）。

（2）有哮喘病史的患者。

（3）其他过敏史者（2~3倍）。

（三）肾损伤的高危因素

肾损伤的高危因素包括非肿瘤相关危险因素和肿瘤

相关危险因素。非肿瘤相关危险因素：年龄大于65岁；慢性肾脏病；糖尿病；可能的肾损害药物（非甾体抗炎药、肾素血管紧张素转化酶抑制剂等）；其他并发症（肝硬化、心力衰竭等）。肿瘤相关危险因素：中性粒细胞减少及相关脓毒血症；肾癌肾脏切除术后；血液系统肿瘤；尿路梗阻；造血干细胞移植术后；血栓性微血管病；肿瘤溶解综合征高钙血症；副蛋白相关肾小球疾病；化疗药物毒性。

（四）外渗的高危因素

外渗的高危人群包括婴幼儿、老年人、不能进行有效沟通配合者、化疗后被穿刺血管情况不佳者。

既往发生过碘对比剂不良反应及有药物或食物过敏史的患者，使用对比剂时出现过敏反应的概率高于正常人。患有慢性肾脏疾病的患者对比剂肾病的发生率显著高于没有基础疾病的患者。因此，检查前对患者进行全面评估是减少不良反应发生的关键步骤。恶性肿瘤患者CT增强扫描中碘对比剂的风险主要包括：过敏样不良反应、碘对比剂导致的肾损伤、对比剂外渗等。

三、过敏样不良反应

报道显示碘对比剂不良反应发生率为0.32%~0.73%，

重度不良反应发生率为0.01%~0.04%。对比剂所致过敏样不良反应虽发生率低且难预测，但需严密防范。原则上不推荐进行碘对比剂过敏试验，除非产品说明书注明特别要求。因为碘对比剂过敏试验没有预测过敏样不良反应发生的价值；其次，其本身也可导致严重不良反应发生。

按照患者发病的严重程度，可分为轻度、中度和重度。各级不良反应的症状如下。

（1）轻度：包括喷嚏、咳嗽、流泪、鼻炎、结膜充血、结膜炎、面部充血、一过性胸闷、恶心与呕吐、荨麻疹、瘙痒等。轻度反应也可以为重度反应的前兆。

（2）中度：包括反复严重呕吐、严重荨麻疹、眩晕、轻度喉头水肿、轻度支气管痉挛、轻度和暂时性血压下降、血管迷走神经反应等。给予正确处理症状一般很快消失。

（3）重度：包括喉头水肿、意识不清、循环衰竭、血压下降、脉搏细速、呼吸困难等，严重者出现心脏骤停及意识丧失甚至死亡等。一旦出现对比剂不良反应需立即停止注射对比剂。

各级不良反应的处理原则如下。

（1）轻度：一般情况无需药物治疗，嘱患者多饮水，监测患者生命体征，严密观察30分钟，如有必要需延长时间。

（2）中度：积极对症药物治疗，严密监测患者生命体征，建立静脉通道，给予高流量面罩吸氧，直到反应完全消退。

（3）重度：可危及患者生命，须严密观察，快速识别和处理，若患者无应答及动脉搏动，即按照心肺复苏流程进行抢救。

按照患者发病的时间，可分为急性不良反应、迟发性不良反应和晚迟发性不良反应，具体如下。

（1）急性不良反应：对比剂注射后1小时内出现的不良反应。一般发生于注射后30分钟内，多数发生在注射时和注射后5~10分钟以内。急性不良反应可以是过敏样、超敏反应或化学毒性反应，可表现为不同程度的不良反应，如瘙痒、荨麻疹、面部充血、低血压、喉头水肿等。

（2）迟发性不良反应：对比剂注射后1小时至1周内出现的不良反应。主要表现为与药疹类似的皮肤反应，如斑丘疹、红斑、肿胀和瘙痒等，大多数皮肤反应为轻度至中度，而且为自限性。

（3）极迟发性不良反应：对比剂注射1周后出现的不良反应，可表现为甲状腺功能亢进。

急性不良反应的具体治疗方案如下。

（1）荨麻疹：散发的、一过性荨麻疹建议采用支持性治疗；散发的、持续时间长的荨麻疹应遵医嘱给予肌内或静脉注射H1受体拮抗剂；严重荨麻疹应遵医嘱给予1：1000肾上腺素，成人0.1~0.3 mL（0.1~0.3 mg）肌内注射，6~12岁儿童注射1/2成人剂量，6岁以下儿童注射1/4成人剂量。必要时重复给药。

（2）支气管痉挛：面罩吸氧6~10 L/min，定量吸入β2受体激动剂气雾剂（深吸2~3次）。血压正常时肌内注射1：1000的肾上腺素0.1~0.3 mL（0.1~0.3 mg），有冠状动脉疾病或老年患者使用较小的剂量，患儿用量0.01 mg/kg，总量不超过0.3 mg。血压降低时肌内注射1：1000的肾上腺素：成人剂量0.5 mL（0.5 mg），6~12岁儿童0.3 mL（0.3 mg），6岁以下儿童0.15 mL（0.15 mg）。

（3）喉头水肿：给予面罩吸氧6~10 L/min；肌内注射1：1000肾上腺素，成人剂量为0.5 mL（0.5 mg），必要时重复给药，6~12岁儿童0.3 mL（0.3 mg），6岁以下儿童0.15 mL（0.15 mg）。

（4）低血压。①单纯性低血压：抬高双下肢，面罩吸氧6~10 L/min；快速静脉输注0.9%NaCl溶液或林格乳酸盐补液，无效时肌内注射1∶1000肾上腺素，成人剂量为0.5 mL（0.5 mg），6~12岁儿童0.3 mL（0.3 mg），6岁以下儿童0.15 mL（0.15 mg），必要时重复给药。②迷走神经反应（低血压和心动过缓）：抬高双下肢，面罩吸氧6~10 L/min；快速静脉输注0.9%NaCl溶液或林格乳酸盐补液；静脉注射阿托品0.6~1.0 mg，必要时于3~5分钟后重复用药，成人总剂量可达3 mg（0.04 mg/kg），儿童剂量0.02 mg/kg（每次最大剂量0.6 mg），必要时重复给药，总量不超过2 mg。

四、碘对比剂导致的肾损伤

目前，国内外指南均采用对比剂后的急性肾损伤［（post-contrast acute kidney injury，PC-AKI）或（contrast-associated acute kidney injury，CA-AKI）］取代了原先的对比剂肾病（contrast induced nephropathy，CIN），用于描述血管内注射碘对比剂后48小时内发生的肾功能突然恶化，而无论对比剂是否是肾功能恶化的原因。PC-AKI占所有急性肾损伤病例的11%，因为恶性肿瘤患者需要多次接受CT增强检查，所以在该类人群中PC-AKI的发生率在8%~20%。PC-AKI诊断标准参照改善全球肾脏病预后组织（kidney disease：improving global outcomes，KDIGO）指南中对急性肾损伤的定义，具体如下：静脉内使用碘对比剂48小时内血肌酐上升大于或等于0.3 mg/dL（大于或等于26.5 μmol/L），或7天内升至大于或等于1.5倍基线值，或连续6小时尿量小于0.5 $mL \cdot kg^{-1} \cdot h^{-1}$，按照严重程度分为3级，详见表61。对于合并高危因素的恶性肿瘤患者推荐CT增强前常规检测肾功能，推荐首选等渗对比剂，并尽量减少碘对比剂的使用剂量。对比剂给药后48小时应检测eGFR，如果给药后48小时诊断为PC-AKI，则对患者进行至少30天的临床监测，并定期测定eGFR。

表61　KDIGO的急性肾损伤定义及分级

分级	血肌酐	尿量
1级	基线水平的1.5~1.9倍；或上升大于或等于0.3 mg/dL（大于或等于26.5 μmol/L）	连续6~12小时尿量小于0.5 $mL \cdot kg^{-1} \cdot h^{-1}$
2级	基线水平的2.0~2.9倍	连续12小时以上尿量小于0.5 $mL \cdot kg^{-1} \cdot h^{-1}$

续表

分级	血肌酐	尿量
3级	基线水平的3倍以上；或大于或等于4.0 mg/dL（大于或等于353.6 μmol/L）；或开始肾脏替代治疗；或小于18岁，eGFR小于35 $mL \cdot min^{-1} \cdot 1.73\ m^{-2}$	连续24小时以上尿量小于0.3 $mL \cdot kg^{-1} \cdot h^{-1}$；或连续12小时以上无尿

KDIGO为改善全球肾脏病预后组织；eGFR为估算肾小球滤过率。

五、对比剂外渗

文献静脉高压输注对比剂外渗事件发生率为0.1%~1.2%，手动输注或者高压输注都可能发生外渗。由于头皮针针头为金属制品，针芯短硬且不能随血管弯曲，容易导致血管刺破而发生对比剂血管外渗等不良事件，因此推荐选用留置针或耐高压注射型双腔PICC针。对比剂外渗的处理如下。

（1）轻度外渗：无须特殊处理，嘱患者注意观察，若外渗加重，应及时告知医护人员；对个别疼痛明显者，局部给予普通冷湿敷。

（2）中、重度外渗：抬高患肢，促进血液回流；早期使用50%硫酸镁保湿冷敷，24小时后改硫酸镁保湿热敷；或者用黏多糖软膏等外敷；或者用0.05%地塞米松局部湿敷。对比剂外渗严重者，在外用药物基础上口服地塞米松5 mg/次，3次/天，连用3天；必要时，咨询临床医师用药。

参考文献

1. 中华医学会影像技术分会.CT检查技术专家共识.中华放射学杂志，2016，50（2）：916-928.

2. 中华医学会放射学分会.能量CT临床应用中国专家共识.中华放射学杂志，2022，56（5）：476-487.

3. 双层探测器光谱CT临床应用协作组.双层探测器光谱CT临床应用中国专家共识.中华放射学杂志，2020，54（7）：635-643.

4. 李真林.临床实用型CT发展趋势.中国医疗设备，2020，35（6）：178-179.

5. 黄辉，黎丽，张俊安.CT的工作原理及新应用研究进展.医疗装备，2022，35（12）：190-192.

6. 傅文悦.能谱CT临床应用进展.功能与分子医学影学，2018，7（1）：1404-1408.

7. 鲜军舫.合理应用及开发双能量CT在头颈部肿瘤诊治中的价值.中国癌症防治杂志，2015，7（3）：147-149.

8. 岳松虹.CT能谱联合MR波谱技术在脑膜瘤分级分型中的应用研究.兰州大学，2015.

9. 李夜明.胶质瘤患者基因分型与灌注CT相关参数及预

后的相关性研究.西南医科大学，2022.

10. 移动CT脑灌注成像技术操作2019专家共识.中华脑科疾病与康复杂志（电子版），2019，9（6）：324-329.

11. 林燕红，肖丽霞，吴晓涛.CT血管造影（CTA）联合CT灌注成像（CTP）在急性脑梗死诊治中的应用.影像技术，2022，34（2）：20-24.

12. 丁明鹏.CT灌注成像在脑部肿瘤患者诊断中的效果.中国实用医药，2022，17（11）：95-97.

13. 刘国芬，李志钊，郭炜，等.SOMATOMForce双源CT颅脑灌注联合sdLDL-C、MOTS-c在急性脑梗死中的诊断价值.中国现代医学杂志，2022，32（19）：91-96.

14. Louis David N， et al. The 2021 WHO Classification of Tumors of the Central Nervous System：a summary. Neuro-oncology，2021，23（8）：1231-1251.

15. Lian-Ming Wu， Yu-Lai Li， Yu-Hua Yin， et al. Usefulness of dual-energy computed tomography imaging in the differential diagnosis of sellar meningiomas and pituitary adenomas： preliminary report. PLoS One， 2014，

9（3）：e90658.
16. Reza Forghani. Advanced dual-energy CT for head and neck cancer imaging. Expert Rev Anticancer Ther，2015，15（12）：1489-1501.
17. 周纯武，赵心明.肿瘤影像诊断图谱.北京：人民卫生出版社，2018：330-353.
18. 邢古生，王爽，欧阳汉，等.CT与MRI增强扫描诊断肝细胞癌的对比分析.中国医学影像技术，2010，26（1）：1-4.
19. 中华人民共和国国家卫生健康委员会医政医管局.原发性肝癌诊疗规范（2019年版）.临床肝胆病杂志，2020，36（2）：277-292.
20. Ayuso C， Rimola J， Vilana R， et al. Diagnosis and staging of hepatocellular carcinoma （HCC）： current guidelines. Eur J Radiol，2018，101：72-81.
21. 郑星星，冯峰.能谱CT在食管癌诊断和疗效评价中的研究进展.医学综述，2019（03）：571-575.
22. 刘大鹏.水送服产气粉螺旋CT诊断食管癌.实用放射学杂志，2022，8（18）：681-682.
23. 贾喆，刘丽君，姬小莹，等.口服产气粉64层CT扫描对胃癌的诊断应用价值，2012.

24. 中华医学会放射学分会质量管理与安全管理学组. CT 辐射剂量诊断参考水平专家共识. 中华放射学杂志，2017，11（51）：817-822.

25. Detterbeck F C，Franklin W A，Nicholson A G，et al. IASLC Staging and Prognostic Factors Committee；Advisory Boards；Multiple Pulmonary Sites Workgroup. The IASLC Lung Cancer Staging Project：Background Data and Proposed Criteria to Distinguish Separate Primary Lung Cancers from Metastatic Foci in Patients with Two Lung Tumors in the Forthcoming Eighth Edition of the TNM Classification for Lung Cancer. J Thorac Oncol，2016，11（5）：651-665.

26. Detterbeck F C，Marom E M，Arenberg D A，et al. IASLC Staging and Prognostic Factors Committee；Advisory Boards；Multiple Pulmonary Sites Workgroup. The IASLC Lung Cancer Staging Project：Background Data and Proposals for the Application of TNM Staging Rules to Lung Cancer Presenting as Multiple Nodules with Ground Glass or Lepidic Features or a Pneumonic Type

of Involvement in the Forthcoming Eighth Edition of the TNM Classification. J Thorac Oncol，2016，11（5）：666–680.

27. Detterbeck F C，Bolejack V，Arenberg D A，et al. IASLC Staging and Prognostic Factors Committee；Advisory Boards；Multiple Pulmonary Sites Workgroup；Participating Institutions. The IASLC Lung Cancer Staging Project：Background Data and Proposals for the Classification of Lung Cancer with Separate Tumor Nodules in the Forthcoming Eighth Edition of the TNM Classification for Lung Cancer. J Thorac Oncol，2016，11（5）：681–692.

28. 中国医师协会放射肿瘤治疗医师分会，中华医学会放射肿瘤治疗学分会，中国抗癌协会肿瘤放射治疗专业委员会. 中国食管癌放射治疗指南（2021年版）. 国际肿瘤学杂志，2022，49（1）：12–25.

29. Rice T W，Ishwaran H，Ferguson M K，et al. Cancer of the Esophagus and Esophagogastric Junction：An Eighth Edition Staging Primer. J Thorac Oncol，2017，12（1）：36–42.

30. 中国非手术治疗食管癌临床分期专家小组. 非手术治疗食管癌的临床分期标准（草案）. 中华放射肿瘤学杂志，2010，19（03）：179-180.

31. 胡档，傅剑华，戎铁华，等. 超声内镜和CT对食管癌术前分期的诊断价值. 中华胃肠外科杂志，2008，11：150-153.

32. 顾雅佳，王玖华，相加庆，等.CT观察胸段食管癌气管食管沟淋巴结转移的临床意义探讨. 中华放射学杂志，2002（02）：43-45.

33. 中华医学会肿瘤学分会，中华医学会杂志社. 中华医学会胃癌临床诊疗指南（2021版）. 中华医学杂志，2022，102（16）：1169-1189.

34. 中国抗癌协会胃癌专业委员会影像协作组，中华放射学会腹部学组. 胃癌影像学检查与诊断规范化流程专家共识（2022版）. 中华胃肠外科杂志，2022，25（10）：859-868.

35. 中华人民共和国国家卫生健康委员会. 中国结直肠癌诊疗规范（2020年版）. 中华外科杂志，2020，58（08）：561-585.

36. 萨莎，李晶，李晓东，等. 基于CT图像及临床资料的随机森林模型对结直肠癌术前T分期的诊断价值.中华放射学杂志，2017，51（12）：933-938.

37. 何小红，纪久雨.MRI及CT对不同亚型肾细胞癌的特征分析.国际泌尿系统杂志，2021，41（04）：685-690.

38. Ng C S，Wood C G，Silverman P M，et al. Renal cell carcinoma：diagnosis，staging，and surveillance. Am J Roentgenol，2008，191（4）：1220-1232.

39. Hötker A M，Karlo C A，Zheng J，et al. Clear cell Renal cell carcinoma：associations between CT features and patient survival. Am J Roentgenol，2016，206（5）：1023-1030.

40. Vig S V L，Zan E，Kang S K. Imaging for metastatic renal cell carcinoma. Urol Clin North Am，2020，47（3）：281-291.

41. 丁陆，姚家美，王明亮，等.胰腺转移性肾透明细胞癌九例的CT及MRI影像学特征.中华胰腺病杂志，2019，19（5）：364-366.

42. 中华医学会泌尿外科学分会中国肾癌联盟，中国肾癌伴下腔静脉癌栓诊疗协作组.肾癌伴静脉癌栓诊治专家共识.中华泌尿外科杂志，2018，39（12）：881-884.

43.Rowe S P，Chu L C，Meyer A R，et al. The application of cinematic rendering to CT evaluation of upper tract urothelial tumors：principles and practice. Abdom Radiol，2019，44（12）：3886-3892.

44.Raman S P，Fishman E K. Upper and lower tract urothelial imaging using computed tomography urography. Radiol Clin North Am，2017，55（2）：225-241.

45.Hartman R，Kawashima A. Lower tract neoplasm：Update of imaging evaluation. Eur J Radiol，2017，97：119-130.

46.Ali Devrim Karaosmanoglu，Mehmet Ruhi Onur，Musturay Karcaaltincaba，et al. Secondary tumors of the urinary system：an imaging conundrum. Korean J Radiol，2018，19（4）：742-751.

47.中国抗癌协会肿瘤影像专业委员会.恶性肿瘤患者CT增强扫描对比剂安全管理专家共识（2022）.中华放射学杂志，2022，56（09）：941-949.

48.中华医学会心血管病学分会介入心脏病学组，中华医学会心血管病学分会大血管病学组，中华心血管病杂志编辑委员会.经动脉心血管介入诊治中含碘对比剂相关不良反应防治的中国专家共识（2021）.中华心血管病杂志，2021，49（10）：972-985.

49. 中华医学会放射学分会质量控制与安全管理专业委员会.肾病患者静脉注射碘对比剂应用专家共识.中华放射学杂志，2021，55（06）：580-590.

50. 李雪，郑淑梅，屈梅香.影像科碘对比剂输注安全专家共识.介入放射学杂志，2018，27（08）：707-712.

51. 中华医学会放射学分会对比剂安全使用工作组.碘对比剂使用指南（第2版）.中华医学杂志，2014，94（43）：3363-3369.

52. Faucon A L，Bobrie G，Clément O. Nephrotoxicity of iodinated contrast media：from pathophysiology to prevention strategies. Eur J Radiol，2019，116：231-241.

53. Ng C S，Kalva S P，Gunnarsson C，et al. Risk of renal events following intravenous iodinated contrast material administration among inpatients admitted with cancer a retrospective hospital claims analysis. Cancer Imaging，

2018，18（1）：30.

54.Cigarroa R G，Lange R A，Williams R H，et al. Dosing of contrast material to prevent contrast nephropathy in patients with renal disease. Am J Med，1989，86：649-652.

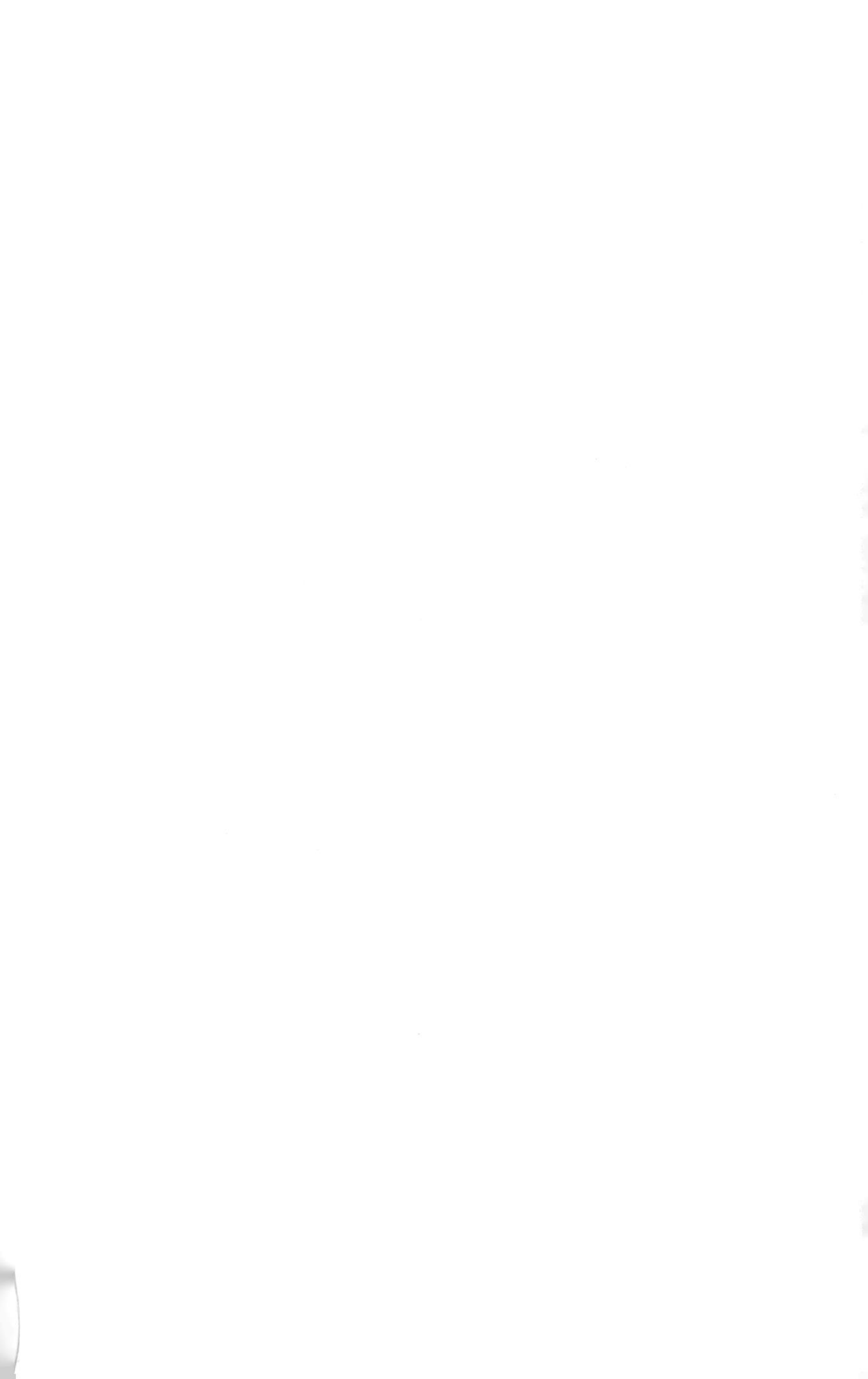